Sterbeorte in Deutschland

Aktuelle Probleme moderner Gesellschaften

Herausgegeben von Peter Nitschke
und Corinna Onnen

Band 11

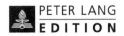

PETER LANG
EDITION

Michaela Thönnes

Sterbeorte in Deutschland

Eine soziologische Studie

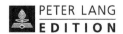

Bibliografische Information der Deutschen Nationalbibliothek
Die Deutsche Nationalbibliothek verzeichnet diese Publikation
in der Deutschen Nationalbibliografie; detaillierte bibliografische
Daten sind im Internet über http://dnb.d-nb.de abrufbar.

Gedruckt auf alterungsbeständigem,
säurefreiem Papier.

ISSN 1867-609X
ISBN 978-3-631-64090-6

© Peter Lang GmbH
Internationaler Verlag der Wissenschaften
Frankfurt am Main 2013
Alle Rechte vorbehalten.
Peter Lang Edition ist ein Imprint der Peter Lang GmbH

www.peterlang.de

Vorwort

Die Menschen, die bereit waren, in Interviews über ihre Sterbeerfahrung zu sprechen, wünschten sich sehr, damit einen Beitrag zu leisten, Sterben in unserer Gesellschaft noch stärker als bisher sichtbar und verstehbar zu machen.

Dieses Buch ist diesen Menschen gewidmet.

Danke

Micha Thönnes, Zürich im März 2013

Inhalt

Tabellen- und Abbildungsverzeichnis

Tabellen

Abbildungen

Einleitung

Beiträge der Medien um Fragen und Diskussionen zur Sterbehilfe, Palliativmedizin, Hospizbewegung und im Umgang mit Patientenverfügungen verdeutlichen die Aktualität des Themas Sterben in der Gesellschaft (vgl. Zielke 2008, Claussen 2009, Liebs 2009). Aus Sicht der Soziologie ist es auffallend, dass Sterben vor allem ein Themenfeld *anderer* wissenschaftlicher Disziplinen wie z.B. der Rechtswissenschaft, der Medizin, der Psychologie, der Geschichtswissenschaft oder der Theologie ist. Warum Sterben auch im soziologischen Diskurs nicht fehlen darf, ergibt sich nicht nur aus dem Umstand, dass in jeder einzelnen Person oft unterschiedliche Vorstellungen von dem bestehen, wie diese Person Sterben für sich oder für andere als ideal oder nicht ideal einschätzt. Sterben wird in seiner Qualität an dem körperlichen Zustand und der Beherrschung von Schmerzen und anderer Krankheitssymptome bemessen. Ebenso wirken die wahrgenommenen sozialen Umstände, in welcher Umgebung und mit welchen Menschen die Person stirbt oder sterben möchte, auf das Bild und somit auf den Entscheidungsprozess des Sterbens. Dies sind soziale Themenfelder des Sterbens und somit genuin *soziologische* Fragestellungen, deren Untersuchung einen Einblick in normative Wertvorstellungen einer Gesellschaft vermitteln wird. Die vorliegende Studie widmet sich einer soziologischen Betrachtung der Einstellung zum Sterbeort Nahestehender und will an soziologische Beiträge von Hahn (1968, 1995, 2000, 2002), Glaser und Strauss (1974, 2007 [1968]), Ochsmann et al. (1997) und Walter (1994) anschließen. Hahns Untersuchungen (1968) zu „Einstellungen zum Tod und ihre soziale Bedingtheit" in den 1960er Jahren sowie die Erkenntnisse zur „Demographie des Todes" von Ochsmann et al. (1997) dreißig Jahre später sind bis dato Maßstab deutschsprachiger Forschung zur Soziologie des Sterbens. Wo Hahn (1968) und Ochsmann et al. (1997) *quantitative* Daten zum Sterben in den unterschiedlichen Sterbeorten sammeln und interpretieren, stellen Glaser und Strauss (1974, 2007 [1968]) in den USA seit vierzig Jahren die Sterbeorte *qualitativ* dar. Hahn konzentriert sich auf Einstellungen von am Sterben beteiligten Akteuren. Ochsmann et al. führen die Demografie des Sterbens aus und legen die jeweils gesellschaftsstrukturellen Gege-

benheiten dar. Glaser und Strauss verdichten soziologische Zusammenhänge des Sterbens im Krankenhaus und analysieren insbesondere den
Umgang mit Sterbenden seitens der einzelnen Akteure. Walter fokussiert
die gesellschaftliche Entwicklung von Einstellungen in Hospizen und
sucht nach Individualisierungsräumen Sterbender in Großbritannien.

In Kapitel 1 dieser Studie werden die bisher in der Soziologie vorliegenden Standpunkte und Theorien zum Thema Tod und Sterben ausführlich dargestellt. Im deutschsprachigen Raum wird hauptsächlich eine
Debatte um die Fragestellung geführt, ob der Tod und das Sterben verdrängt seien oder nicht (Kap. 1.1 und 1.2). Die deutsche Soziologie bezieht sich nicht auf den Prozess des Sterbens und die hier zu unterschei-
denden Stadien und deren Auswirkungen auf die persönlichen Einstellungen und Entscheidungen beteiligter Personen. Sie konzentriert sich
hauptsächlich auf eine abstrahierte Einstellung zum Tod und den Umgang mit einem bevorstehenden oder begleiteten Tod (Kap. 1.3). In Kapitel 1.4 wird das originär soziologische des Sterbens dargelegt und der
Sterbeprozess aus soziologischer Perspektive in Abgrenzung zu anderen
Fachdisziplinen definiert. Zum Abschluss des ersten Kapitels werden die
vier Sterbeorte „Krankenhaus", „Alten- und Pflegeheim", „Zuhause"
und das „Hospiz" in einen soziologischen Rahmen gefasst (Kap. 1.5).

Kapitel 2 stellt das Sterben in Deutschland anhand demografischer
Daten dar und gibt eine Übersicht von den für das Sterben und die Sterbeorte relevanten Personen, Gruppen und Institutionen. Hierzu werden
verschiedene statistische Quellen herangezogen wie Sterbeziffern, Sterbealter, Todesursachen, Gesundheitszustand und Pflegebedürftigkeit in
Deutschland.

Kapitel 3 referiert die bisher durchgeführten Studien in Bezug auf
den Sterbeort und untersucht das sozialwissenschaftlich-empirische Datenmaterial mit einem Schwerpunkt auf Deutschland. So wurde 1997 in
Rheinland-Pfalz eine bisher einzigartige Studie durchgeführt, die die all-
tagstheoretische und thanatosoziologische Vermutung, es würde in
Deutschland immer weniger zuhause gestorben, überprüft und widerlegt
(Kap. 3.1). Das Ergebnis dieser Studie ist ebenso wie die in den übrigen
Studien überprüften Fragestellungen beachtenswert. In den daran anschließenden Abschnitten wird die Frage thematisiert, wie Sterbeorte

bewertet werden (Kap. 3.2) und die tatsächlichen Sterbeorte in der Schweiz untersucht (Kap. 3.3). In einer weiteren Studie geht es darum, ob Menschen in Thüringen über alternative Sterbeorte, wie dem Hospiz, insofern Kenntnisse besitzen, dass sie über deren Angebote und Aufgaben informiert seien (Kap. 3.4). Die in den beiden weiteren Unterkapiteln vorgestellten Studien, die aufzeigen, welche Einstellungen zum Sterbeort „Krankenhaus" in der Befragtengruppe vorliegen und welche Rolle pflegendes wie nicht-pflegendes Personal im Krankenhaus spielt, runden das Bild zu den bisher vorliegenden Studien zu Sterbeorten in Deutschland und anderen Ländern Europas ab (Kap. 3.5 und 3.6). In Kapitel 3.7 wird in zwei Synopsen zu Sterbeorten die unterschiedliche Verteilung der jeweiligen Sterbeorte „Krankenhaus", „Alten- und Pflegeheim", „Zuhause" je nach Region, Land und Jahr offensichtlich. Das Kapitel endet mit einer Zusammenfassung der wichtigsten empirischen Befunde (Kap. 3.8).

In Kapitel 4 wird die für diese Studie zur Untersuchung der Einstellung zum Sterben und zum Sterbeort ausgewählte Theorie des Symbolischen Interaktionismus vorgestellt (Kap. 4.1). Nach einem kurzen Exkurs zur Erläuterung der Individualisierungstheorie und der Bedeutung des Individuums in der Soziologie (Kap. 4.2) werden die theoretischen Grundlagen des Symbolischen Interaktionismus vertieft und seine Bedeutung für die Untersuchung einer Einstellung zum Sterbeort aufgezeigt (Kap. 4.3). Außerdem ist der Symbolische Interaktionismus auch für die Wahl der Untersuchungsmethode der qualitativen Sozialforschung und der Verwendung problemzentrierter Interviews von Bedeutung (Kap. 4.4).

Kapitel 5 beschreibt das verwendete Forschungsdesign und die theoretischen Vorgaben der Vorgehensweise des problemzentrierten Interviews (Kap. 5.1). Die zur Datenauswertung verwendete Grounded Theory wird erläutert (Kap. 5.2). Daran anschließend wird das Vorgehen der Fallauswahl und der Datenerhebung beschrieben (Kap. 5.3). Kapitel 5.4 und 5.5 erläutern Gegenstand und Ziel der Studie sowie Forschungsfragen, die mit der Einstellung zum Sterbeort einhergehen.

In Kapitel 6 werden die wesentlichen Ergebnisse der Analyse vorgestellt. Einleitend werden die Interviews in Bezug auf die allgemeinen

Einstellungen gegenüber dem Sterben und der Sterbeorte analysiert (Kap. 6.1). Danach kommt es zuerst zu einem kontrastierenden Vergleich zwischen einer das Alten-/Pflegeheim ablehnenden und einer diese Einrichtung befürwortenden Einstellung (Kap. 6.2). Bevor in derselben Weise mit der Einstellung gegenüber dem Krankenhaus verfahren wird (Kap. 6.4), wird die besondere Bedeutung der Einstellung gegenüber den Angehörigen erläutert. Welche Relevanz die Nähe von Angehörigen für die Bedeutung des Sterbeortes hat, kann anhand eines Vergleichs zwischen zwei Interviews dargestellt werden (Kap. 6.3). Daran anschließend werden Einstellungen gegenüber dem Sterbeort zwischen Frauen und Männern verglichen. In welchen Themenbereichen Unterschiede zwischen den Geschlechtern auszumachen sind und in welchen Einstellungsbereichen gegenüber dem Sterbeort das Geschlecht keine Rolle spielt, erläutert Kapitel 6.5. Es können heutzutage oft vielfältige Formen des Sterbens und der Bestattung gewählt werden und doch findet das Sterben nicht zuletzt aufgrund äußerer Zwänge zunehmend in Krankenhäusern oder Pflegeeinrichtungen, außerhalb der vertrauten Wohnung und des vertrauten Familien- und Freundeskreises statt. Welche Bedeutung in diesem Zusammenhang die Patientenverfügung für die Umsetzung individueller Wünsche zum Sterbeort hat, wird in Kapitel 6.6 aufgezeigt. Kapitel 6.7 zeigt abschließend auf, wie der Symbolische Interaktionismus die Notwendigkeit der Kommunikation als Basis der Interpretation und Veränderung von Einstellungen zum Sterbeort erklärt.

Die Arbeit endet mit einer Schlussbetrachtung und einem Ausblick in die wissenschaftlichen Potenziale einer Soziologie der Sterbeorte (Kap. 7).

1. Die Soziologie und das Sterben

Comte, Durkheim (1973 [1897]) und Simmel (1890) sind Klassiker der Soziologie und in ihren Schriften gelang es schon im 18., 19. und zu Beginn des 20. Jahrhunderts mit einer Thematisierung des Todes, Gesellschaft zu erklären. Wie im folgenden Kapitel aufgezeigt, ist es aus wissenschaftlicher Perspektive umso erstaunlicher, dass die Thanatosoziologie sich bis heute nicht weiter ausführlich mit soziologischen Aspekten des Sterbens und dem Sterbeort befasst. Die im Folgenden vorgestellten theoretischen Diskurse nehmen unter anderem Fragestellungen der Verdrängung, der Institutionalisierung oder Individualisierung des Todes in unserer Gesellschaft auf.

1.1 Die Anfänge einer soziologischen Thematisierung des Todes

Auguste Comte (1798-1857) ist einer der Ersten, der in seinen Beiträgen zur Abgrenzung der Soziologie von den Fächern Theologie, Philosophie und Naturwissenschaft den Tod unter *soziologischen* Gesichtspunkten betrachtete. Comte sah gesellschaftliche Entwicklungen als einen in sich organisch über Generationen hinweg vollziehenden Prozess an. Somit stellt Comte den Tod als einen Generator dar, welcher immer besser werdende Leistung in einer Gesellschaft erzeuge, da die nachfolgende Generation nicht nur durch individuelle Kooperation, sondern vielmehr durch die geschichtliche Entwicklung und durch Erziehung von den Leistungen der vorherigen Generation profitieren kann. Sozialer Fortschritt beruht so gesehen, laut Comte, in gewisser Weise auf dem Tode (vgl. Feldmann/Fuchs-Heinritz 1995: 27f.). Emile Durkheim (1858-1917) untersucht Eigenschaften von Gruppen, indem er eine Morphologie der Gesellschaft entwickelt. In der empirischen Studie „Der Selbstmord" (Durkheim 1973 [1897]) analysiert er verschiedene Länder Europas und beabsichtigt damit anhand statistischer Mittel der Soziologie ähnliche und unterscheidende Regelmäßigkeiten in den Nationen auszumachen. Diese Studie verband die Ebene der Gesellschaft mit der Ebene des Individuums und zeigte, dass es in bestimmten Nationen eine

höhere Selbstmordrate als in anderen gab und es anscheinend Gruppen-
eigenschaften, wie das in der Gesellschaft vorliegende normative System
oder ihre Sozialisationsinstanzen, sein mussten, welche die Selbstmord-
bereitschaft in einer Gesellschaft beeinflussen. Je mehr die normative Integration misslänge, so Durkheim, desto stärker könne abweichendes
Verhalten und der Selbstmord als Form eines sozialen Tatbestands auftreten (vgl. Némedi 1995: 61). Georg Simmel (1858-1918) betrachtet den
Tod nicht nur als ein einmaliges Ereignis, welches zu einem bestimmten
Zeitpunkt zufällig auftauche. Der *jederzeit potenziell mögliche* Tod würde das
Bewusstsein schaffen, die geplanten Handlungen und Taten seien wie
das Leben selbst begrenzt. Mit diesem Bewusstsein ist während des ganzen Lebens der Tod immer präsent und somit stellen *Leben und Sterben
identische Begriffe* dar, da mit Eintritt ins Leben direkt auch die Bestim-
mung vorhanden ist, dass der Lebensprozess einen Sterbeprozess bedeutet und so das eine mit dem anderen untrennbar verbunden ist und der
Tod das Leben immerfort bestimmt (vgl. Hahn 1995: 80ff.). Somit tritt
die Thematisierung des Todes schon früh während der anfänglichen
Etablierung der Soziologie auf, doch tut sie sich schwer, den Tod und
noch schwerer das Sterben als Gegenstand zu behandeln, wie dies anhand der im folgenden Kapitel behandelten Problematik des verdrängten
Sterbens sichtbar wird (vgl. Fuchs-Heinritz 2007).

1.2 Wissen und Ort des Sterbens in der Soziologie

> „Das Zimmer des Sterbenden hat den Ort gewechselt [...]" (Ariès 2005:
> 730).

Die Frage, wie stark oder ob der Tod und das Sterben verdrängt und institutionalisiert seien, beherrscht in westlichen Gesellschaften den sozialwissenschaftlichen Diskurs. Sterben und der Umgang mit Sterbenden
und den Toten hat sich insbesondere im 20. Jahrhundert in mehrerlei
Hinsicht verändert. Existenzielle Unsicherheiten aufgrund von Armut,
Unterernährung, Krieg oder anderer körperlicher Bedrohungen sind in
Dienstleistungsgesellschaften der modernen Welt nicht mehr in der Weise wie in den vorausgegangenen Jahrhunderten vorhanden. Somit hat

sich auch die Art und Weise, sich mit dem Tod auseinanderzusetzen, für die Menschen verändert (vgl. Ariès 2005, Imhof 1991).

Walter (1994) unterscheidet drei soziologische Typen des Todes. In seiner Betrachtung des Umgangs mit dem sterbenden Körper, dem sozialen Umfeld des Sterbens und der dem Sterben sinngebenden Autorität legt er gesellschaftshistorische Unterschiede fest. Der Idealtyp des traditionalen Todes bedeutet, dass das Sterben schnell und häufig in der Gemeinschaft stattfand und die Art und Weise, welche Normen im Umgang mit den Sterbenden vorherrschten, wesentlich durch die Kirche bestimmt wurde. In der Moderne sterben die Menschen im Verborgenen im Krankenhaus oder zuhause. Die Medizin entscheidet über den Umgang mit dem Sterben. In der Neo-Moderne wird der Tod hinausgezögert und das private Sterben wird Inhalt öffentlicher Einrichtungen. Das sterbende Individuum bestimmt selbst den Umgang mit seinem Sterben (vgl. Walter 1994: 47ff.).

Nassehi und Weber (1989) sowie Ariès (2005) vertreten die These, der Sterbeverlauf und die am Sterbeprozess beteiligten Menschen verlagerten sich in den vergangenen sechzig Jahren von der persönlichen Privatheit des Zuhauses in die Krankenhäuser und in die Pflegeheime. Hier stehen die Begriffe der *Hospitalisierung, Medikalisierung* oder *Institutionalisierung* synonym für die Verdrängung des Todes aus dem Alltag der Menschen (vgl. Nassehi/Weber 1989, Schmied 1985, Ariès 2005). Das Krankenhaus wird von Ariès (2005: 730) als „Ort des einsamen Todes" bezeichnet und der Tod im Krankenhaus mit einem neuen Sterbestil („style of dying") assoziiert (vgl. Ariès 2005: 751).

Die Soziologie kann die mit dem Sterbeort verbundenen Vorstellungen, das Wissen hierüber und die damit verbundenen Wünsche, welche in der Gesellschaft vorliegen und letztendlich zu einer bewussten oder unbewussten Entscheidung in den Einzelnen führen, sozialwissenschaftlich nur sehr lückenhaft aus psychologisch, historisch, philosophisch und medizinisch intendierten Veröffentlichungen ableiten. Die bisherige Problematisierung von Sterben und Tod und eine Thematisierung des Sterbeortes in der Soziologie beschränken sich auf die Frage nach dem Grad der Institutionalisierung, Individualisierung oder Pluralisierung des Sterbens in der westlichen Gesellschaft (vgl. Feldmann 1990, Feldmann/Fuchs-Heinritz 1995, Hahn 1968, Eirmbter et al. 1993, Hahn 1995, 2000, 2002, Knoblauch/Zingerle 2005, Streckeisen 2008). Im Allgemeinen gilt die These, dass der Sterbeverlauf und die am Sterbeprozess beteiligten Menschen in den vergangenen sechzig Jahren von der persönlichen Privatheit des Zuhauses in die professionelle Abgeschiedenheit von Krankenhäusern oder Pflegeheimen verlagert wurden (vgl. Elias 2002). Hier stehen die Begriffe der Hospitalisierung oder Institutionalisierung synonym für die Verdrängung des Todes aus dem Alltag der Menschen (vgl. Nassehi/Weber 1989, Schmied 1985, Ariès 2005). Das Krankenhaus als Ort des Sterbens steuert zu vielfältigen Kontroversen bei (vgl. Thönnes/Jakoby 2011).

Kontroverse 1: Ist das Sterben in Institutionen wahrscheinlicher geworden oder nicht? Die Anzahl Sterbender im Krankenhaus erreichte in den 1980er Jahren einen Höchstpunkt und flacht bis heute mit einer Verlagerung des Sterbens in Alten- und Pflegeheime ab (vgl. Fischer et al. 2004). Damit bleiben das Sterben und der Tod immer noch institutionalisiert, doch kann man bei der Betrachtung von nur in geringem Umfang vorliegenden amtlichen und repräsentativen Sterbeortstatistiken nicht von einer zunehmenden Institutionalisierung des Sterbens ausgehen.

Kontroverse 2: Wird das Sterben in Institutionen negativ bewertet oder positiv? Die Bezeichnung „institutionalisiertes Sterben" ist überwiegend negativ konnotiert. Sie ist ein Synonym für Vereinsamung, Isolation und Hilflosigkeit im Umgang mit dem Sterben und den Sterbenden (vgl. Elias 2002, Feldmann 1990, Gronemeyer 2005 und 2007). Insbesondere das Krankenhaus wird als „Ort des einsamen Todes" (vgl. Ariès 2005) bezeichnet oder die durch Medikalisierung verlängerte Sterbephase (vgl. Schiefer 2007, Streckeisen 2001 und 2005) wird zur Unterstützung dieser These angeführt. Wie Cohen et al. (2006) feststellen, ist die allgemeine Vorstellung zum Ort des Sterbens mit der Idee gleichgesetzt, der Sterbeort bestimme die Güte der Versorgung zum Lebensende. Eine normative Bewertung von „guten" oder „schlechten" Sterbeorten kann in diesem unerforschten Themenfeld jedoch noch nicht erfolgen, da entsprechend definierte Kriterien und empirische Befunde nicht vorliegen.

Kontroverse 3: Ist das Sterben in Institutionen ein Beleg für die gesellschaftliche Verdrängung des Sterbens? Oder kann das Sterben in Krankenhäusern, Alten- oder Pflegeheimen zu einer gesellschaftlichen Öffnung für das Thema „Sterben" führen? Das Sterben in Institutionen dient somit auch als Gegenthese zur Verdrängung und Tabuisierung des Todes (vgl. Schmied 1985). So kann die Überführung des Sterbens aus privaten Räumen in öffentliche Institutionen bedeuten, dass in der modernen Gesellschaft Sterben und Tod bewusst zur Kenntnis genommen werden. Der Umgang mit Sterbenden wird in einer öffentlichen Institution einer größeren Anzahl von Menschen sichtbar (vgl. Schmied 1985). Zugleich entstehen mit Hospizen oder den Palliativpflegestationen neue Formen der Institutionalisierung des Sterbens, die sich zudem für eine Bewusstwerdung des Sterbens in der Gesellschaft einsetzen (vgl. Streckeisen 2001).

Kontroverse 4: Ist das Sterben Zuhause für alle gleichermaßen möglich oder müssen erst strukturelle Voraussetzungen geschaffen werden, um das Sterben am gewünschten Ort realisieren zu können? Zuhause zu sterben, wünschen sich 80–90% der Menschen. Tatsächlich sterben jedoch in der Regel 20–30% aller Menschen zuhause (vgl. Dreßel et al. 2001, Ochsmann et al. 1997, Oorschot et al. 2004). Welche Chancen, Belastungen und strukturelle Voraussetzungen sind mit diesem Sterbeort verbunden? Als zentralen Unterschied zum Sterben in Institutionen heben Glaser und Strauss (2007 [1968]) die bessere Kontrolle des humanen Sterbens - insbesondere in den letzten Tagen und Stunden der Angehörigen - hervor, die zudem Nähe und Gespräche mit den Sterbenden ermöglicht (vgl. auch Wittkowski/Schröder 2008). Mit dem Sterbeort Zuhause ist im Gegensatz zum Sterbeort Krankenhaus primär die Hoffnung verbunden, als Sterbende(r) oder Nahestehende(r) das Sterben aktiver beeinflussen und medizinische Maßnahmen besser kontrollieren zu können (vgl. Glaser/Strauss (2007 [1968]). Grundvoraussetzungen für ein Sterben Zuhause sind die emotionale und physische Belastbarkeit der Angehörigen, eine ambulante palliative Betreuung sowie räumliche und technische Voraussetzungen der Pflege (vgl. Wittkowski/Schröder 2008). Zugleich muss Betroffenen die notwendige Zeit zur Verfügung stehen, um Chancen und Risiken des jeweiligen Sterbeorts reflektieren und abwägen zu können (vgl. Glaser/Strauss (2007 [1968]). Oft lassen Krankheit und Sterbeverlauf keine Entscheidung mehr zu und das Sterben im

Krankenhaus ist aus medizinischen Gründen die einzige Alternative. Eine Entscheidung für das Verbleiben im Krankenhaus wird auf den Wunsch nach fachlicher Betreuung zurückgeführt sowie auf den Wunsch der Sterbenden, für die Familie keine Belastung zu sein. Angemessene Symptomkontrolle, das Gefühl von Sicherheit oder die Notwendigkeit, die Angehörigen zu entlasten, kann die Bevorzugung einer stationären Betreuung erklären (vgl. Glaser/Strauss (2007 [1968]).

Die Erfahrungen mit Sterben und Tod eines jeden Einzelnen in den eigenen privaten, von anderen abgeschlossenen, Räumen, stelle sich als eingeschränkte Erfahrung und Wissen dar. Das in der Institution summierte Wissen wäre im Gegensatz zur summierten privaten Einzelerfahrung eine Summe von Wissen, welches allen Gesellschaftsmitgliedern zugänglich gemacht werden könne (vgl. Schmied 1985: 36). Allerdings gelingt es mit dieser Auffassung vom institutionalisierten Sterben nicht, z.B. die im Krankenhaus entstehenden Probleme des Sterbens herauszuarbeiten, welche durch die Bündelung des Wissens in der Institution dann eigentlich erst gar nicht entstehen dürften. Nassehi und Weber (1989) vertreten den folgenden Standpunkt:

> „Die Bedingungen des modernen Krankenhauses sind nicht allein durch die institutionelle Verfaßtheit des Krankenhauses selbst induziert, sondern dessen Verfaßtheit ist bereits als ein Indiz einer allgemeinen Wert-, Sinn- und Wissensstruktur anzusehen. Derartige konkrete Institutionalisierungen sind da immer schon Ausdruck und Folgen von vorgängigen Selektionen" (Nassehi/Weber 1989: 232).

Somit erklären sich die Probleme des institutionalisierten Sterbens nicht alleine aus den in einem Krankenhaus vorliegenden Gewohnheiten, Regeln und systematischen Handlungsabläufen heraus, sondern werden erst mit der Analyse der die Institution umgebenden Gesellschaft versteh- und erklärbar. Unter dieser Betrachtungsweise *kennt* die Gesellschaft die Bedingungen des institutionalisierten Sterbens und trägt sie mit diesem Wissen sowie der Erzeugung ihres Seins und dem Einverständnis ihrer Existenz mit (vgl. Stephenson 1985: 21ff.).

Bis zum Ende des 19. Jahrhunderts wurden Sterbende den Gebräuchen aller Gesellschaftsformen Europas üblich, unter den Augen der Nachbarschaft und aller Nahestehenden zuhause betreut, besucht und verabschiedet (vgl. Ariès 2005: 30). Der Tod war etwas Soziales und Öf-

fentliches (vgl. Ariès 2005: 716).[1] Das „Sterbezimmer" und die dort ge-
lebten Rituale sollten die Verbundenheit der/des Sterbenden mit der
Gemeinschaft, die sich um das Bett versammelten, demonstrieren (vgl.
Ariès 2005: 775). Der Umgang mit nahestehenden Personen, die sterben,
hat sich im Zeitalter der Industrialisierung, Rationalisierung und der damit einhergehenden Modernisierung und Individualisierung in den vergangenen 150 Jahren verändert. Wie die Lebensführung im Allgemeinen
wird auch der Tod in einer Dienstleistungsgesellschaft anonymer, da das
Sterben nun aus dem Rahmen der Familie in die professionellen Mechanismen der Institution Krankenhaus verlagert wurde. In diesem Zusammenhang fällt häufig der Begriff der sozialen Isolation, was bedeutet,
dass aufgrund des Institutionalisierungsgrades des Sterbens in einer Gesellschaft die sterbende Person sich selbst überlassen bleibt, da sie sich
im Sterbeprozess aus den Aktivitäten des sozialen Lebens zwangsläufig
zurückziehen muss. Dies ist noch wesentlich stärker ausgeprägt, wenn sie
zum Sterben nicht zuhause, sondern in einem Krankenhaus liegt (vgl.
Stephenson 1985: 81f.). Im Krankenhaus - als Paradebeispiel der in der
Moderne entstandenen Organisation mit ihren typischen Merkmalen, wie
technisch orientiertes und organisiertes strategisch-instrumentelles Handeln und bürokratischer Verwaltung - wird Sterben und Tod zum Teil
konkreter Handlungsmuster und Arbeitsweisen, die in der Hauptsache
der Maxime von Effizienz der Einrichtung untersteht (vgl. Greil 2008:
181). Dies hat zur Folge, dass dem Alltagsmenschen das Expertenwissen,
die Entscheidungswege und die damit anvisierten Handlungsziele der Institution oft verschlossen bleiben (vgl. Stephenson 1985: 47). Die damit
erzeugte Wissensdifferenz führt zu einer Positions- und Statusdifferenz
zwischen dem Personal des Krankenhauses und deren Patient(inn)en
und Nahestehenden. Das Dilemma zwischen der dem System innewohnenden Komplexität und einer für den Außenstehenden entlastenden
Komplexitätsreduktion entsteht aus der Absicht, die Handlungsmöglich-

---

1   Ariès (2005) stellt u.a. zwei Idealtypen gegenüber, die den gesellschaftlichen
     Wandel im Umgang mit Tod und Sterben kennzeichnen: der „gezähmte Tod"
     (als integraler Bestandteil des Alltags im Mittelalter bis zum 18. Jhd.) und der
     „ins Gegenteil verkehrte Tod". Letzterer entspricht der modernen Gesell-
     schaft mit ihren Merkmalen der Institutionalisierung und Medikalisierung des
     Sterbens (vgl. Ariès 2005: 715ff.).

keiten aller Beteiligten zu erweitern, um den Sterbenden besser zu behandeln. Das Dilemma stellt sich allerdings so dar, dass die ursprünglich beabsichtigte Handlungserweiterung zur Verbesserung der Patientensituation aufgrund der Strukturen einer Organisation, des Wissensunterschieds und der unterschiedlichen Kommunikationsansätze und Möglichkeiten der Beteiligten letztendlich die Handlungsoptionen aller Beteiligten einschränkt. Es kommt verstärkend hinzu, dass Patient(inn)en aus ihrem privaten Umfeld herausgelöst sind, was sich nicht alleine physisch in der räumlichen Veränderung darstellt, sondern auch in der Trennung von persönlichen Bezugspersonen und dem sozialen Umfeld (vgl. Göckenjan 2008: 10). Diese Aspekte werden insbesondere von Elias (1990) in seiner Analyse der „Einsamkeit der Sterbenden in unseren Tagen" hervorgehoben. In einem fremden System haben sich Patient(inn)en Verhaltensmustern und funktional orientierten Regeln, z.b. von Seiten des Personals, zu unterwerfen. Es entsteht ein Abhängigkeitsverhältnis und damit einhergehend wird der eigene Status als Persönlichkeit verloren und in die Rolle von Patient(inn)en umgeschrieben. Die Patient(inn)en arrangieren sich in dieser konfliktträchtigen Situation und ordnen sich den zeitlich begrenzten Umständen, Rollenerwartungen und Zwängen unter. Aus diesem Grund wird das Krankenhaus als „totale Institution" im Sinne von Goffman (2003) bezeichnet (vgl. Schiefer 2004: 275). An dieser Stelle wird besonders deutlich, wie über die Zeit hinweg veränderte Systemzusammenhänge der gesellschaftlichen Organisiertheit moderner Gesellschaft nicht nur die äußeren Bedingungen der Entscheidungsprozesse, sondern vielmehr auch die persönlichen Entscheidungskompetenzen des Einzelnen ganz besonders während des Sterbens beeinflussen und verändern (vgl. Nassehi/Weber 1989: 235ff., Schnell 2007).

1.3 Soziologie des Sterbens in Deutschland

Sterben und Tod werden bis Mitte der 1990er Jahre in der deutschsprachigen Soziologie selten problematisiert (vgl. Feldmann 1990: 11ff.) und haben für sie keine systematische Bedeutung (vgl. Feldmann/Fuchs-Heinritz 1995: 7). Eine Ausnahme stellt die Dissertation von Alois Hahn

(1968) dar, die sich Ende der 1960er Jahre mit der Einstellung zum Tod auseinandersetzte. Er untersucht anhand verschiedener Erhebungen die Einstellung zum Tod in der Gesellschaft und regt an, wie notwendig weitere soziologische Analysen sind, um das Verhalten der Menschen gegenüber dem Tod zu verstehen. In seinem Lebenswerk stellt sich sehr gut dar, wie sehr sich der Tod und das Sterben als besondere Objekte der Soziologie eignen (vgl. Hahn 1968: 1f., Eirmbter et al. 1993, Hahn 1995, 2000, 2002). Die Tatsache, dass man sich dem Sterben überhaupt zuwendet, die Intensität der Befassung mit dem Sterben und die konkrete Vorstellung seiner Wirklichkeit sind nach Hahn (1995: 82) *soziale Tatsachen*, abhängig von der aktuellen Situation eines Individuums, biografischen Erfahrungen oder der Möglichkeit der Kommunikation über das Sterben.

Eine merkliche Zunahme der Veröffentlichungen zu diesem Thema in Deutschland ist Ende der 1990er Jahre zu beobachten. Die „Thanatosoziologie" entwickelt sich und erkennt die durch die ruhende Erforschung von Sterben und Tod in der deutschsprachigen Soziologie seit den 1970er Jahren gebildeten Defizite (vgl. Knoblauch/Zingerle 2005: 11ff.).[2] Die Beschränkungen der Soziologie, den Tod erfassen zu können, lassen sich mit den Hindernissen vergleichen, die ebenso in der soziologischen Untersuchung von Schmerzen oder dem Leiden auszumachen sind. Es handelt sich gerade beim Schmerz oder Leiden um vielschichtige Erscheinungen unter Einfluss und Rückwirkung auf verschiedene Faktoren wie persönlicher, sozialer und kultureller Zustand, aber auch in Bezug auf ihre Bedeutungen (vgl. Chatterjee 2004: 197f.). Der Tod in seiner Nichterfahrbarkeit stellt damit für eine Erfahrungswissenschaft ein grundlegendes Problem dar (vgl. Nassehi/Saake 2005: 31.). Aus diesem Grund ist die Soziologie des Todes nicht als solche zu benennen, sondern sie ist konsequenterweise eine Soziologie des Sterbens oder eine Soziologie der Trauer (vgl. Némedi 1995: 59). Pioniere der soziologi-

---

2   Allerdings weisen Knoblauch und Zingerle (2005b:11) darauf hin, dass der Begriff „Thanatosoziologie" etwas zu überzogen erscheint. Ihrer Ansicht nach sind wir noch weit davon entfernt von einer Spezialsoziologie zu sprechen, die sich so intensiv mit den Themen Tod, Sterben oder Trauer beschäftigt wie andere Spezialsoziologien.

schen Sterbeforschung sind Barney Glaser und Anselm Strauss, die Ende
der 1960er Jahre soziologische Studien über den Sterbeprozess und das
institutionelle Sterben im Krankenhaus durchführten (vgl. Gla-
ser/Strauss 2007 [1968], 1974).[3]

Die Soziologie setzt sich mit dem Sterben und der Bedeutung des
Todes, seiner Definition und den daraus entstehenden gesellschaftlichen
und kulturellen Konsequenzen des Sterbeverlaufs auseinander. Die Medizin gibt der Soziologie hier eine Vorlage, indem sie sich selbstkritisch
mit der Sinnhaftigkeit ihrer Handlungen und Kompetenzen auseinander-
setzt. Unter welchen Umständen ist über Leben und Tod im Rahmen
des alles Machbaren einer modernen Intensivmedizin zu entscheiden?
Im medizinischen Kontext gilt bis heute in Deutschland zu klären, wann
ein Mensch sterben darf und welchen ethischen Handlungsmaximen die
Entscheidungsgewalt der Ärztin oder des Arztes am Krankenbett des
sterbenden Menschen unterliegt. In dieser Diskussion stellen sich Fragen
nach der Definition des Todes (vgl. Kissler 2008: 12, Schmidt 2007: 46).
Die Hirntoddebatte der 1990er Jahre wies deutlich darauf hin, wie die
unter den Bedingungen der westlichen Ordnung und die aufgrund ihrer
gesellschaftlichen und kulturellen Normen entstandenen Errungenschaf-
ten der Medizin dazu führten, den Sprachgebrauch und die damit kommunizierten Entscheidungsanlässe genauer zu durchleuchten und neu
festzulegen (vgl. Schneider 2005: 56ff.). Dies wird auf dem jeweils basie-
renden Wissensstand der Gesellschaft immer neu auszudiskutieren sein,
wodurch wiederum die Frage aufkommt, welche Normen und Werte in
Bezug auf das Sterben und den Tod aufgrund dieser Entwicklung in Zukunft Bestand haben, neu entstehen oder an Bedeutung verlieren werden
(vgl. Schneider 2005: 60f.). Mit diesen medizinisch-moralischen Problemen tritt die Frage nach dem humanen oder guten Sterben und somit
dem Sterben im Allgemeinen wieder in die Öffentlichkeit (vgl. Göckenjan 2008: 7ff.). Schneider (2005) legt mit den Beispielen der Organtrans-
plantation und der Patientenverfügung den in der Moderne veränderten
Umgang und Anspruch an das eigene Sterben und seinen den Tod dar.

> „Entlang einer umfassenden *Remoralisierung* schieben sich Sterben und Tod
> wieder in unseren Alltag als wirkmächtige, weil handlungsleitende Vor-

---

3   Vgl. hierzu ausführlicher Kapitel 1.4.

stellungen zu verschiedenen Formen eines ›gelungenen, weil würdigen Sterbens‹, eines ›guten Todes‹ und den entsprechenden Kehrseiten des ›schlechten Sterbens‹, des unnützen Todes. In dieser Aufladung erfolgt eine vereinnahmende Sicherstellung des modernen Todes, die darauf abzielt, neue Handlungssicherheiten und Deutungsgewissheiten in unserem Umgang mit Sterbenden, mit Toten, herzustellen und durchzusetzen" (Schneider 2005: 65, eigene Hervorhebung).

Der einzelne Mensch ist gefordert, sich persönlich mit dem Sterben und dem Tod in seinem privaten Umfeld auseinanderzusetzen, um wie im Fall der Organspende oder der Patientenverfügung, über den eigenen Sterbeverlauf informiert, genau Stellung beziehen zu können (vgl. Schneider 2005: 69ff.). Um dazu laienhaft in die Lage gebracht zu werden, entstehen vielfältige Beiträge aus dem religiösen und psychologischen Kontext und damit gelangt auch Elisabeth Kübler-Ross[4] zu Wiederauflagen (vgl. Brüggen 2005a, 2005b; Kramer 2005). Der Tod gilt damit weniger tabuisiert oder verdrängt, sondern vielmehr als unsichtbar gemacht oder privatisiert (vgl. Schiefer 2007: 210).[5]

Eine dichotome Sichtweise, in der die Wissenschaft Mystik und Religion ersetzt hat und wodurch die früher vorhandene tiefe Verankerung eines Todesbewusstsein heute abhandengekommen sei, würden der komplexen Situation des Sterbens nicht gerecht (vgl. Bednarz 2003: 10f.). Vielmehr gälte es, die Art und Weise, wie Menschen heute mit dem Tod umgingen und diesen deuten würden, als eine unter den gesellschaftlichen Veränderungen ebenso veränderte Bewältigungsstrategie aufzufassen. Der Tod würde als soziales Konstrukt begriffen und die Fülle von Deutungsmöglichkeiten, was der Tod sei, als relative Konzepte. Ähnlich

---

4   Vgl. Kübler-Ross (2009). Elisabeth Kübler-Ross gehört zu den Pionierinnen der psychologischen Sterbeforschung. Mit ihren „Interviews mit Sterbenden", die erstmals im Jahr 1969 veröffentlicht wurden, löste sie eine weltweite Debatte über die psychosoziale Situation von Sterbenden aus (vgl. Winkel 2005: 170, Schmied 1985: 72f.).

5   Hierzu eine alltagswissenschaftliche Betrachtungsweise aus politikwissenschaftlicher Perspektive: „Die Zeit solcher Tabuisierung des Todes ist inzwischen längst wieder vorbei; aus historischem Abstand könnte sogar der Eindruck entstehen, die Verdrängung des Todes hätte schon nach der Kubakrise nur mehr in den Nischen soziologischer und philosophischer Theorien überlebt" (Macho 2008: 4).

individuell und plural, wie die Gesellschaft aufgebaut sei, fänden sich
nun individuelle und plurale Konstruktionen des Todes und der Art und
Weise, wie mit ihm umgegangen würde. Trotzdem bleibe die Konstruktion des Todes sozial bedingt und sei nicht allein psychologisch erklärbar. Deutungen des Todes könnten als Merkmal des Selbstverständnisses
einer Gesellschaft interpretiert werden und eine Fülle von Hinweisen auf
deren Normen und Werte geben (vgl. Bednarz 2003: 11). Auch das Sterben muss als sozialer Vorgang verstanden werden, der von gesellschaftlichen Normen und Werten mitbestimmt und von sozialen Institutionen
kontrolliert und organisiert wird (vgl. Weber 1994: 94).

1.4 Der Sterbeprozess

Sterben ist ein Prozess, welcher sich von allen anderen Prozessen maßgeblich dadurch unterscheidet, dass er sicher und unwiederholbar mit
dem Tod endet (vgl. Schmied 1985:13). Je nach Fachdisziplin oder Interesse der Betrachter fallen die Definitionen von Sterben und dem Sterbeprozess unterschiedlich aus. Medizin, Soziologie und Psychologie betrachten das Sterben aus verschiedenen Blickwinkeln und doch ist Sterben gleichermaßen ein biologischer, sozialer und psychischer Prozess
(vgl. Glaser/Strauss 2007 [1968]: x).

Sterben kann beispielsweise als Zeitraum definiert werden, indem nur
der letzte Lebensabschnitt der akuten Allgemeinzustandsverschlechte-
rung bis zum eingetretenen Tod als Sterben aufgefasst wird. Diesem allgemeinhin in der Öffentlichkeit gezeichneten Abbild des Sterbens halten
Wittkowski und Schröder (2008: 4) entgegen, dass es sich beim Sterben
ebenso um einen langwierigen, schleichenden und vielschichtigen Verlauf handeln kann. Sie bemerken die negativen Auswirkungen, die eine
Vorstellung, welche das Sterben auf eine kurze Zeitspanne zusammen-
drängt, auf die Realität des Sterbens und der Sterbebegleitung haben
kann:

> „Der vergleichsweise lange Zeitraum, während dessen ein Mensch »ledig-
> lich« ein unheilbar Kranker ist, wird etwa vom Gesetzgeber und den
> Krankenkassen als nicht regelungsbedürftig erachtet. Das Problem der
> ungerechtfertigten »lebensverlängernden Maßnahmen« wird vor allem

mit den letzten Tagen und Stunden eines Sterbenden in Verbindung gebracht. Dementsprechend richtet sich auch das Augenmerk der Rechtsprechung auf jene Phase, in der die Vitalfunktionen aussetzen. In der Praxis der Sterbebegleitung führt das oben skizzierte Alltagsverständnis von Sterben dazu, einem Menschen erst dann als Sterbenden gegenüber zu treten, wenn er oder sie physisch und psychisch erschöpft und zu keiner Kommunikation mehr in der Lage ist. Damit beginnt Sterbebegleitung häufig später und ist kürzer, als dies im Interesse des Patienten liegt" (Wittkowski/Schröder 2008: 4).

Sterbebegleitung kann unter Maximen medizinischen Verhaltens, welches den Anschein einer Hoffnung bis zuletzt aufrechterhält, erschwert oder unmöglich gemacht werden. Für alle Beteiligten ergibt sich durch die Aussparung der Definition des Zustands Sterbender die Schwierigkeit, für sich selbst zu entscheiden, den nahestehenden Tod anzuerkennen und diese auch dem Sterbenden und allen anderen Beteiligten gegenüber zu vermitteln. Dies kann zu einer weiteren Verzögerung der Akzeptanz führen. Die im klinischen Alltag festgestellten Verzögerungen scheinen ebenso Auswirkungen auf eine psychologische und verhaltenswissenschaftliche Forschung zu haben, die laut Wittkowski und Schröder bisher kein Betätigungsfeld im Sterbeprozess finden würden, da dieser Prozess sich nicht nur als zu kurz, sondern durch das fehlende Bewusstsein des Sterbenden ebenso als zu ergebnislos für eine umfassende Erhebung darstellt (vgl. Wittkowski/Schröder 2008: 4f.).

Die Bezeichnung des Sterbens aus traditionell medizinischer Sicht deckt zumeist einen kurzen Abschnitt von ca. 24 Stunden oder der letzten Tage bis Wochen ab. Auch kann lediglich der letzte Moment eingetretener Agonie und des letzten Atemzugs gemeint sein. Im Allgemeinen hat sich unter Wirkung des in den letzten Jahren aufkommenden ganzheitlichen Ansatzes der Palliativmedizin eine naturwissenschaftlich-medizinische Definition des Sterbens durchgesetzt, in der Sterbende Kranke oder Verletzte sind, bei denen eine irreversible Schädigung einer oder mehrerer Vitalfunktionen, wie z.B. der Atmung oder des Herzkreislaufsystems, vorliegt und die verbleibende Lebensspanne kurz ist oder der Tod in sehr kurzer Zeit eintreten kann (vgl. Wittkowski/Schröder 2008: 5ff.).

Die Soziologie hingegen sieht das Sterben als einen komplexen Prozess, der physische, psychische und soziale Komponenten enthält (vgl. Feldmann 1990: 21). Das *physische Sterben* vollzieht sich aufgrund von körperlichen Gebrechen, z.b. organischen Funktionsstörungen, wobei sich die körperlichen Schwächen auf das psychische Befinden auswirken können. Das *psychische Sterben* geht mit zunehmenden Defiziten in der Ich-Identität und dem Selbstbewusstsein einher, die mit Kompetenz-, Autonomie- und Kontrollverlusten korrelieren können. Die Verlust- und Defiziterfahrungen erfordern die Hilfe von Angehörigen oder professionellen Pflegekräften (vgl. Schiefer 2004: 135f.). Der Begriff *soziales Sterben* bezieht sich allgemein auf den Positions- und Rollenwechsel, Statusverlust oder den sozialen Abstieg von Individuen und kann zur Zerstörung der sozialen Identität führen (vgl. Feldmann 1990: 135ff., 2004b: 151ff.).[6] Konkret könnte das beispielsweise der Entzug von sozialer Wertschätzung und Anerkennung für den Sterbenden von Seiten der Mitmenschen bedeuten, wie z.b. in Form von zurückgehenden Besuchen oder anderer sozialer Kontakte. Dieser Entzug wird auf den Sterbevorgang und die damit verbundenen körperlichen und psychischen Defizite zurückgeführt (vgl. Schiefer 2004: 136). Im Gegensatz zu medizinischen Definitionen wird das Sterben aus soziologischer Perspektive als ein längerer Prozess betrachtet, während dem sich Menschen aufgrund der Verschlechterung ihres Befundes in einen Prozess der Selbstreflexion, differenzierten Artikulation von Gefühlen und Bedürfnissen sowie Entscheidungen über eventuell infrage kommende Behandlungen begeben können. Damit sind Sterbende zu aktivem Verhalten in der Lage. Sterben kann aktiv gestaltet werden und bedeutet nicht nur Passivität oder Bewusstlosigkeit gegenüber den auftretenden Veränderungen des Sterbens. Die eintretenden Veränderungen werden aufgrund der auftretenden Somatik wahrgenommen und als Beginn des Sterbens eingeordnet. Sterbende machen durch Verhalten und Erleben subjektiv fest, wann das

---

6   Als allgemeine Beispiele nennt Feldmann (1990: 139) schwerwiegende Partizipationschancen, wie Einweisung in Gefängnisse, Intensivstationen, plötzliche Arbeitslosigkeit, erzwungene Emigration oder unerwartete Berufsunfähigkeit, die zum „Absterben" der sozialen und kulturellen Identität eines Menschen führen.

Sterben beginnt. Der Verlauf des Sterbeprozesses und die Interaktions-
bzw. Kommunikationsmuster zwischen den in diesen Prozessen beteiligten Personen werden im Wesentlichen durch das Wissen der Beteiligten
über den Gesundheitszustand und die Prognose beeinflusst (vgl. Witt-
kowski/Schröder 2008: 9, Glaser/Strauss 1974: 112ff.). Hier wirken
kognitive und emotionale Vorgänge wie die Wahrnehmung, eine Bewertung und intrapsychische Anpassungsstrategien inklusive der damit verbundenen Gefühlsregulation. Wie Glaser und Strauss darstellen, geschieht dies in gewissen Bewusstheitskontexten, der geschlossenen und
argwöhnischen Bewusstheit, dem Wechsel und der gegenseitigen Täu-
schung und in einer offenen Bewusstheit (vgl. Glaser/Strauss 1974: 32-
112, Samarel 2003: 122).

In diesem Zusammenhang stellen Glaser und Strauss (2007 [1968]:
5f.) das Konzept der *Sterbebahn* („dying trajectory") von Patient(inn)en
auf, die auf der Grundlage des zeitlichen Verlaufs und der Form des
Sterbens gebildet werden und darüber hinaus Auswirkung auf das professionelle Handeln sowie das Handeln der Angehörigen hat (vgl. Schiefer 2004: 140). Verlauf und Dauer des Sterbens sind keine objektiven
Kriterien, sondern vielmehr hängen beide Dimensionen von den Situati-
onsdefinitionen und den Erwartungen der Sterbenden ab (vgl. Gla-
ser/Strauss 2007 [1968]: 6). Glaser und Strauss (2007 [1968]: 56ff.) unterscheiden drei Arten von Sterbebahnen:
1. „The expected quick trajectory" (vorhersehbares, schnelles Sterben).
2. „The unexpected quick trajectory" (unvorhersehbares, schnelles Sterben).
3. „Lingering trajectories" (institutionelles, langes Sterben).

Die ersten zwei Sterbebahnen beschreiben schnelle Sterbebahnen, welche vorhersehbar durch Unfall oder einen riskanten medizinischen Ein-
griff oder unvorhersehbar durch unerwartet eintretende medizinische
Komplikationen sind. Die langsame Sterbebahn stellt nach Schiefer
(2004: 141) das „modellhafte Sterbegeschehen in der modernen Medi-
zingeschichte" dar. Institutionelles Sterben ist laut Glaser und Strauss
(2007 [1968]: 57) vor allem mit chronischen und langwierigen Krankheiten verbunden. Dieses *lange Sterben* vollzieht sich entweder in Krankenhäusern oder zuhause innerhalb der Familie und ermöglicht oft eine Ent-

scheidung bzgl. des Sterbeortes, während die ersten zwei Sterbebahnen aufgrund der zeitlichen Restriktionen oft keine Wahl zulassen.

Das Sterben beginnt aus Sicht der Psychologie zu dem Zeitpunkt, wenn dem Menschen konkrete und objektiv nachweisbare Voraussetzungen dafür gegeben sind, dass sein Tod in einem eingrenzbaren Zeitraum eintreten wird. Außerdem auch dann, wenn er seine Situation unbewusst oder bewusst insoweit wahrgenommen hat, dass diese spezifische Wahrnehmung in seinem Erleben und Verhalten wirksam wird. Damit wird zwischen dem subjektiven und dem objektiven Aspekt der Bewusstmachung und Erfahrung des Sterbens unterschieden.[7] Beides kann, wie auch in Zusammenhang mit den verschiedenen Bewusstseinsformen zu erkennen war, unabhängig voneinander existieren. So kann zwar das Sterben schon beginnen, wenn eine tödliche Krankheit ihren Anfang nimmt, doch ist es möglich, dass dies niemandem auffällt. Den Erkrankten nicht und auch nicht anderen Personen, die den Erkrankten nahestehen. Erst wenn eine Ärztin oder ein Arzt die todbringende Krankheit erkennt, die Patient(inn)en darüber informiert werden und dies zu einer Einschätzung des Zustandes von Seiten der Sterbenden führt, kann von einem Beginn des Sterbens gesprochen werden, da erst nun die Komponenten Wissen und Kommunikation für die mit dem Sterbeprozess notwendige Definition miteinbezogen sind (vgl. Wittkowski/Schröder 2008: 10f.). Es ist nicht unbedingt notwendig, den Erkrankten die fehlende Prognose durch das Ärztepersonal mitzuteilen. Damit kognitive und emotionale Abläufe bei Kranken in Gang kommen können, reicht es schon aus, wenn diese durch eine nonverbale Informationsübermittlung vermittelt wird und die Kranken die Tatsache, dass sie vom Tod bedroht sind, soweit wahrnehmen, dass dies ihr Erleben und Verhalten auch unbewusst bestimmt (vgl. Wittkowski/Schröder 2008: 14).

---

7   Das bekannteste Phasenmodell stammt von Kübler-Ross (2009 [1969]). Ihr Modell umfasst fünf Phasen: Nichtwahrhabenwollen, Zorn, Verhandeln, Depression und Zustimmung (vgl. zusammenfassend Schmied 1985: 72ff.). Zur Kritik an Kübler-Ross vgl. Schmied (1985: 72ff.). Zur kritischen Erweiterung von Kübler-Ross siehe auch die Entwicklung eines Phasen-Models von Corr (1992: 82).

In den Prozess des Sterbens miteinzubeziehen ist die Gesamtheit jener plan- und absichtsvoll durchgeführten Maßnahmen, Verhaltensweisen und Interaktionen, die von professionellen Betreuungspersonen und Begleitern, ehrenamtlichen Helfern und Angehörigen vorgenommen werden, mit dem Ziel, Sterbende jeden Alters und Krankheitsbildes während ihres letzten Lebensabschnittes ein Leben zu ermöglichen, wie es ihren individuellen Bedürfnissen und den ihrer Persönlichkeit entsprechenden Art der Auseinandersetzung entspricht. Anhand der Unterschiedlichkeit der auftretenden Veränderungen der körperlichen, psychischen, sozialen, spirituellen und sächlichen Anforderungen lässt sich klar die Multidisziplinarität von Sterben darlegen (vgl. Wittkowski/Schröder 2008: 19f.). So haben Ärztinnen und Ärzte eine unbestrittene „Vollmacht" in der Positionszuweisung „Sterbende/r". Auf der anderen Seite demonstrieren die soziologischen Definitionen, dass Sterben ein komplexer Prozess ist, der interaktiv verhandelt und interpretiert wird. Es erscheint damit als eine sozial konstruierte soziale Realität (vgl. Schiefer 2004: 138).

1.5 Die Sterbeorte

Im Folgenden werden die Sterbeorte Krankenhaus, Zuhause und Hospiz unter soziologischer Perspektive betrachtet. Sie bilden bis dato den Kern sozialwissenschaftlicher Untersuchungen zu Sterbeorten. Das Krankenhaus ist allgemeinhin die meist wahrgenommene Institution des Sterbens mit dem höchsten Grad der Institutionalisierung aller Sterbeorte. Das Alten- und Pflegeheim weist Ähnlichkeiten sowohl zum institutionalisierten Sterben im Krankenhaus als auch zum nicht-institutionalisierten Sterben zuhause auf, wie im empirischen Teil genauer dargestellt werden kann (Kap. 6). Das Hospiz ist ein relativ neuer Sterbeort in der heutigen Gesellschaft und muss trotz seiner institutionellen Strukturen eines Krankenhauses oder Alten-/Pflegeheims von diesen Institutionen aufgrund seiner inhaltlichen Ausrichtung klar unterschieden werden.

1.5.1 Krankenhaus

Das aktuelle Krankenhaussystem Deutschlands ist eine bis in die kleinste Handlungsweise standardisierte Organisation mit hohem bürokratischem Aufwand. Im Krankenhaus kommen naturwissenschaftsbasiertes Wissen und technische Mittel zur Bekämpfung von Leiden und Krankheit zum Einsatz. Als hauptsächliche Leistungsziele stehen die Diagnose und die Therapie von Krankheiten sowie die Isolierung der Kranken und ihre Pflege. Weitere Ziele sind die Ausbildung des Personals sowie die Selbsterhaltung und Weiterentwicklung der Institution in ökonomischer, technischer und personeller Hinsicht. Unter Berücksichtigung der hierarchischen Strukturen herrscht eine stringent vorgegebene Arbeitsteilung unter den Akteuren, welcher die durch die Ärzteschaft vertretene medizinische Kenntnis vorangestellt ist (vgl. Kühn/Klinke 2006, Streckeisen 2008: 191f.).

In der Eigenheit der Berufsausübung des medizinischen und pflegerischen Personals ist eine ihrer Besonderheiten zur Erfüllung ihrer Aufgaben, in die Privatsphäre der Patient(inn)en einzudringen. Das dazu notwendige Wissen steht beispielhaft für ein durch die Patient(inn)en schwer einzusehendes Expertenwissen. Gleichzeitig ist dieses Wissen auch durch die potenzielle Unsicherheit von Diagnosen, Prognosen, Behandlungsprogrammen und -durchführung insuffizient. Das Krankenhaus als Kollektivakteur vertritt zur Erfüllung seiner Hauptaufgabe, den Patient(inn)en eine angemessene medizinische Versorgung zu sichern, technisch-instrumentelle und wissenschaftliche Leistungen. Zudem muss es sich zur Erfüllung materieller Grundbedürfnisse durch sozial-kommunikative Zuwendung den Patient(inn)en gegenüber einbringen. Dies wird konkret durch Individuen, deren Rollenhandeln und die damit einhergehenden Sozialbeziehungen in der mikrosozialen Ebene der Interaktion umgesetzt.[8] Die Behandlung der Patient(inn)en wird zwischen dem Ärztepersonal und dem Pflegepersonal aufgeteilt und gleichzeitig besteht eine Hierarchie zwischen diesen Akteuren. Dies schafft damit einhergehende Abhängigkeitsverhältnisse und unterliegt standardisierten Verfahrensprozeduren und betriebsökonomischen Anforderungen. Die

---

8   Zu Talcott Parsons medizinsoziologischem Rollenkonzept in Krankenhäusern vgl. Feldmann (1995).

hieraus entstehenden Regeln sind zu befolgen, um die Funktionsfähigkeit und Sicherheit der Organisation bzw. Institution zu gewährleisten. Die individualisierten Leistungen zählen weniger und stattdessen wird insbesondere den Patient(inn)en abverlangt, sich fast vollständig den institutionellen Vorgaben und Regeln sowie den damit einhergehenden Entscheidungen in seinen Organisations-Abläufen unterzuordnen (vgl. Streckeisen 2008: 194).

Dies stellt sich ebenso im Umgang mit Sterbenden dar. Eine Begleitung Sterbender wird vom Pflegepersonal oder medizinischem Personal, wie jede andere Dienstleistung, als *Arbeit* betrachtet (vgl. Glaser/Strauss 2007 [1968]: 1).[9] Normalerweise ist es dem Sterbenden nicht möglich, seine psychologischen und physiologischen Bedürfnisse selbst zu erfüllen, und die Abhängigkeit von den sie umgebenden Akteuren ist besonders deutlich. In allen Sterbeorten ist zu beachten, welche Möglichkeiten sich den Nahestehenden bieten, eine direkte Arbeit am sterbenden Menschen an andere, wie z.B. dem Pflegepersonal, zu übertragen. In Abhängigkeit dieser Möglichkeiten werden die Kommunikation zwischen den unterschiedlichen Akteuren und die Beziehungen aller Beteiligten unterschiedlich beeinflusst. Diese Möglichkeit, sich dieser in vielen Fällen schwierigen Aufgabe der Pflege Sterbender zu entziehen, gestaltet entsprechend den einzelnen Sterbeorten auch die Einstellung der Akteure unterschiedlich. Trotzdem bleibt in Krankenhäusern und anderen Institutionen die Begleitung Sterbender klar als Arbeit definiert und standardisiert. Standards und die Erfüllung dieser legen den Ablauf eines Stationsbetriebs fest und gleichzeitig den Umgang mit den Sterbenden (vgl. Glaser/Strauss 2007 [1968]: 1f.).

Für die beteiligten Akteure bleibt eine Form der Differenzierung, wie mit der Persönlichkeit Sterbender agiert werden kann, welche sich jedoch vorrangig nach den einzelnen Phasen der Sterbenden und den Stadien des Allgemeinzustandes richtet. Umso weiter der Prozess des Sterbens

---

9   Glaser und Strauss weisen darauf hin, dass auch die Betreuung von Sterbenden durch Angehörige im eigenen Heim als „Arbeit" bezeichnet werden muss: „[...] the behavior of people toward the dying may be just legitimately viewed as *work*. This is true when a person dies at home as when he dies in the hospital" (Glaser/Strauss 2007: 1) [Hervorhebung im Original].

fortgeschritten ist, desto stärker verändert sich der Umgang mit Sterbenden. Insgesamt ist jedoch festzuhalten, dass der Umgang mit der Situation des Sterbens voll den institutionellen Rahmenbedingungen unterliegt
und durch die personelle Ausstattung und der fachinternen Zielsetzung
entschieden wird. Hierbei ist besonders zu beachten, dass die dem Sterbeort Krankenhaus eigene Zielsetzung typischerweise an der Genesung
orientiert ist und die Leistungsfähigkeit der Einrichtung an der Umsetzung dieses Ziels bemessen wird (vgl. Glaser/Strauss 2007 [1968]: 3ff.).

Sterbende können zu verschiedenen Zeitpunkten und in verschiedenen Phasen noch während ihres Sterbeverlaufs in die Klinik eintreten.
Unabhängig von der Gewissheit, dass jemand eine Sterbende oder ein
Sterbender ist, bleibt dann für das Personal zu klären, wie schnell die Pa-
tient(inn)en sterben werden und daran anschließend, ob sie im Krankenhaus sterben und wenn ja, zu welchem Zeitpunkt? Dies bedeutet für die
Akteure, eine sichere und eine unsichere Seite des Sterbens betrachten zu
können und sich die Frage stellen zu müssen, wann der sichere Tod eintritt und wann die Unsicherheit des Zeitpunkts gelöst sein wird. Der De-
finitionsprozess erlaubt den Angestellten, jeden Teil des Sterbeverlaufs in
die Krankenhauskarriere des Sterbenden zeitlich einzuordnen. Ohne diese Einordnungen wäre die gesamte Organisation der Arbeitsabläufe im
Krankenhaus ständig gefährdet und eine konstante Behandlung des Sterbenden wäre nicht möglich. Mit dieser Bestrebung, die Geschehnisse, die
den Patient(inn)en während des Sterbeverlaufes widerfahren, zu erkennen und die darauf notwendigen Reaktionen zuzuordnen, vollziehen die
Beteiligten einen Strukturierungsprozess. Umso weiter der Sterbeverlauf
voranschreitet, desto mehr strukturierende Aspekte der Krankenhausor-
ganisation werden generiert. Jede einzelne Handlung und sich verän-
dernde Bedingungen fordern wiederum neue Strukturierungsaspekte seitens des Personals. Routine und plötzliche bzw. unerwartete Ereignisse
kommen gleichermaßen zum Tragen und der Sterbeprozess ist verlinkt
mit den Strukturierungskompetenzen des Krankenhauses (vgl. Gla-
ser/Strauss 2007 [1968]: 30ff.).

1.5.2 Alten- und Pflegeheim

Alten- und Pflegeheime in Deutschland sind differenziert zu betrachtende Wohnstätten alter Menschen. Die Zielsetzung der Alten- und Pflegeheime ist, alten Menschen mit und abhängig vom unterschiedlichen Gesundheitszustand das Wohnen zu ermöglichen, ohne auf die Unterstützung Nahestehender angewiesen zu sein. Es bestehen entsprechend der noch möglichen Selbstständigkeit unterschiedlich abgestufte Betreuungsformen in einem weitgefassten Spektrum der Betreuungstiefe und des Betreuungsausmaßes alter Menschen. Auf der einen Seite ist es möglich, selbstständig im gemieteten Appartement des Alten- und Pflegeheims zu wohnen. Auf der anderen Seite bestehen in Deutschland Alten- und Pflegeheime, die diese Appartement-Angebote gleichzeitig mit einer ganzheitlichen Pflege, wie dies allgemeinpflegerischen Leistungen bei bettlägerigen alten Menschen eines Krankenhauses entsprechen würde, anbieten (vgl. Kostrzewa/Gerhard 2010: 38ff.). Kostrzewa und Gerhard (2010) beschreiben die strukturellen Gemeinsamkeiten der Institution „Alten- und Pflegeheim" mit denen der Institution „Krankenhaus". Die bis in die 1980er Jahre zu beobachtende Betreuung alter Menschen, welche auf die Individualität der Alten- und Pflegeheimbewohnerinnen und -bewohner nicht besonders eingehen konnte, verändert sich seit Anfang des 20. Jahrhundert zunehmend. Die Entwicklung hin zu einer den Bewohnerinnen und Bewohnern gerecht werdende Betreuung strebt das würdevolle Sterben an, welches die individuelle Sterbebegleitung, eine Zusammenarbeit mit Angehörigen und die Selbstbestimmung am Lebensende stärker berücksichtigt. Obwohl Alten- und Pflegeheime zu dem in Zukunft bevorzugten Lebensraum für die letzte Lebensphase zählen und sich das Sterben vom Krankenhaus hierher verlagern wird, bestehen bis dato geringe Erkenntnisse über die Besonderheit des Sterbens im Alten- und Pflegeheim (vgl. Kostrzewa/Gerhard 2010: 67ff.).

1.5.3 Zuhause sterben

Was bedeutet es, wenn Angehörige zuhause sterben? An dieser Stelle sollen die in der Literatur diskutierten allgemeinen Chancen, Belastungen und strukturellen Voraussetzungen dieses Sterbeortes dargestellt werden.

Als zentraler Unterschied zum Sterben in Institutionen wird von Glaser und Strauss (2007 [1968]: 191) die bessere Kontrolle des humanen Sterbens und eine generelle „sozialpsychologische Kontrolle" über die letzten Tage und Stunden des Angehörigen hervorgehoben, die zudem Nähe und Gespräche mit den Sterbenden ermöglicht (vgl. Zürcher/Eberhart 2008: 16).[10]

> „This control is easier to vary and to manage in the home than in the hospital because of the greater nonobservability of care given at home" (Glaser/Strauss 2007 [1968]: 189).

Es werden spezifische Merkmale des Sterbens im eigenen Heim oder bei Angehörigen hervorgehoben. Glaser und Strauss (2007 [1968]: 81) weisen auf drei grundlegende Aspekte hin, die Einfluss auf das Sterben zuhause haben: a) der Wunsch der Familie oder der Patient(inn)en, zuhause sterben zu wollen und Einfluss auf die Sterbebahn zu nehmen, b) die Beziehungen zwischen der ambulanten palliativen Betreuung, z.B. einer Krankenschwester, und den Angehörigen und c) die Art des Sterbens („mode of dying"), die bestimmt, ob die Angehörigen das Sterben bis zum Schluss aushalten und „ertragen" oder eine letztendliche Einweisung in ein Krankenhaus im Finalstudium notwendig ist.

> „His mode of dying may be so distasteful that staff feel it would be unsuitable to force nonprofessionals to put up with odors, noise, or appearance, [...]" (Glaser/Strauss 2007 [1968]: 185).

Da das Erlebnis von Sterbenden ein „existentielles Ereignis" (Schmied 1985: 201) ist, werden insbesondere die mit der Dauerpflege verbundenen psychischen Belastungen für die Pflegeperson betont. Zudem werden die Möglichkeiten der Schmerzlinderung im Vergleich zur institutio-

---

10   Cohen et al. (2007) stützen diese Einschätzung. In einer Studie zu Entscheidungsfindungen zum Lebensende („End-of-life decision-making") in Belgien, Dänemark, Schweden und der Schweiz wurde ein Zusammenhang mit dem Sterbeort festgestellt (vgl. Cohen et al. 2007: 1064). Die Feststellung, dass der durch Ärzt(inn)en assistierte, also kontrollierte Tod, häufiger zuhause stattfindet als in Institutionen, führen die Autor(inn)en auf die bessere Kommunikation und das engere Verhältnis zwischen den betreuenden Ärzt(inn)en zurück. Bemerkenswert waren die von Ärzt(inn)en gemachten Angaben zur vollzogenen Sterbehilfe und Euthanasie in den Ländern, in denen es eigentlich illegal war (vgl. Cohen et al. 2007: 1066).

nellen Betreuung von Schmied (1985: 51f.) als suboptimal eingeschätzt, so dass keine angemessene Versorgung der Sterbenden gewährleistet ist (z.b. bei Wunden oder dem Versagen der Blasenfunktion).

> „In the typical lingering death at home, the closer the end, the more diffi-
> cult the care becomes for family members. The amount of deteriora-
> tion and the work it entails are not easy for them to imagine unless they
> have experienced such deaths previously" (Glaser/Strauss 2007 [1968]:
> 79).

Schiefer (2004) weist in diesem Zusammenhang auf das Fehlen von Er-fahrungswissen im Umgang mit Sterbenden hin, das von Generation zu Generation tradiert wurde. In der modernen Gesellschaft fehlen „thana-tospezifische Wissensbestände" (Schiefer 2004: 274). Darüber hinaus müssen räumliche, technische oder finanzielle Voraussetzungen für die Pflege gegeben sein. Zu den räumlichen Voraussetzungen gehört bei-spielsweise ein eigenes Zimmer, da eine räumliche Trennung von den Angehörigen notwendig geworden ist (vgl. Glaser/Strauss 2007 [1968]: 190). Ist dies nicht möglich, z.b. in städtischen Wohnungen, kann die Präsenz des Sterbenden eine zusätzliche Belastung darstellen und das Leben der Anderen, „das ja weiter gehen muss, zu sehr dominieren" (vgl. Glaser/Strauss 2007 [1968]: 190).

Grundvoraussetzungen für ein Sterben zuhause sind somit physisch und emotional belastbare Angehörige, eine ambulante palliative Betreu-ung sowie räumliche und technische Voraussetzungen der Pflege. Zu-gleich müssen auch zeitliche Opportunitäten für eine Entscheidung für oder gegen einen Sterbeort gegeben sein, um die unterschiedlichen Chancen und Restriktionen, die mit dem jeweiligen Sterbeort verbunden sind, abzuwägen (vgl. Glaser/Strauss 2007 [1968]: 193f.).

> „Whether the family actually considers these issues at all [...] varies greatly,
> sometimes there is no time, sometimes the staff alone make and en-
> force the decisions, or there is no interest" (Glaser/Strauss 2007
> [1968]: 186).

Aus der Perspektive der/des Sterbenden hängt der Wunsch, zuhause zu sterben, von der Verfügbarkeit von Angehörigen und Verwandten oder anderen Nahestehenden ab. Darüber hinaus müssen zeitliche Aspekte berücksichtigt werden, denn oft lässt die Krankheit keine „Entscheidung" mehr zu und das Sterben im Krankenhaus ist allein aus medizinischen Gründen die einzige Alternative. Eine Entscheidung für das Verbleiben im Krankenhaus wird auf den Wunsch nach fachlicher Betreuung zurückgeführt und den Wunsch, für die Familie keine Belastung zu sein. Angemessene Symptomkontrolle, das Gefühl von Sicherheit oder die Notwendigkeit, die Angehörigen zu entlasten, kann die Bevorzugung einer stationären Betreuung erklären (vgl. Heimerl/Heller 2008: 113). Nur wenn bestimmte Voraussetzungen erfüllt sind, unter anderem insbesondere die, dass den beteiligten Akteuren vollkommen klar ist, dass der Zustand des Sterbens eindeutig und endgültig eingetreten ist, werden Sterbende fragen oder bitten, zuhause zu sterben: wenn ihre/seine physischen Voraussetzungen es erlauben, wenn die Familie es möchte und die Belastungen auf sich nimmt und eine angemessene Schmerztherapie auch ambulant durchgeführt werden kann. Mit dem Sterbeort „Zuhause" ist primär die Hoffnung auf ein „Management" des Sterbens und eine Kontrolle über die medizinischen Maßnahmen verbunden (vgl. Glaser/Strauss 2007 [1968]: 194f.).

1.5.4 Hospiz

Das Hospiz wird als eine neue Sterbekultur bezeichnet, deren Anspruch auf das Neue dadurch erfüllt wird, dass sie sich nicht wie in anderen Einrichtungen mit der Lebensgestaltung der Bewohner(innen) befasst, sondern in der Hospizbewegung das bestmöglichste Lebensende als vorrangige Maxime aller Handlungen gegenüber den Sterbenden gilt.[11] Das Hospiz ist ein Ort des selbstbestimmten, schmerzfreien und humanen Sterbens, welche auf ein Konzept von Cicely Saunders zurückgeht, die als erste 1967 in London ein Hospiz gründete, um in der Hauptsache austherapierten Krebspatient(inn)en erstmals eine systematische und damit wirkungsvollere Schmerztherapie zukommen zu lassen (vgl. Dreßke 2008a: 13).

---

11   Ein besonders deutlicher Hinweis, um welch lebhaften Ort es sich dabei handelt, zeigen Biografien von Sterbenden in einem Berliner und Hamburger Hospiz (vgl. Lakotta/Schels 2008).

Die Hospizbewegung in Deutschland hatte sich zu Beginn ihres Auftretens Mitte der 1980er Jahre mit starken Vorbehalten auseinanderzusetzen. Sie wurde als Einrichtungstyp mit dem Zweck des Sterbens in die Nähe der Euthanasie gerückt, da man befürchtete, Sterbende könnten hierin abgeschoben werden, da Pflegende in Krankenhäusern und Zuhause so den Belastungen aus dem Weg gehen wollten. Dies wurde als erster Schritt zur aktiven Sterbehilfe interpretiert. Aus medizinischer Sicht formte sich ähnliche Kritik, diese Einrichtung widerspräche dem allgemein in der Gesellschaft anerkannten Ethos, dass bis zum Schluss um das Leben des Menschen gekämpft werden müsse (vgl. Dreßke 2007: 77f.). Die Einrichtung stellt dem in den Krankenhäusern der 1960er Jahre praktizierten Vernachlässigung von Sterbenden eine den psychischen, physischen, spirituellen und sozialen Bedürfnissen entsprechende Betreuung und Pflege gegenüber. Jede dieser vier Dimensionen wird im Sterbeprozess besonders berührt. Wird eine einzelne Dimension missachtet, so wirkt sich der erlittene Mangel auf alle anderen Dimensionen und so auf den Sterbeprozess insgesamt nachteilig aus. Die Hospizbewegung setzte sich in Deutschland erst durch, als die klassische Humanmedizin mit der Entwicklung der Palliativmedizin[12] eine Terminalversorgung von Patienten in Krankenhäusern differenziert und wissenschaftlich begründet (vgl. Dreßke 2007: 80).

Im Kern besitzt das Hospiz die organisatorischen Merkmale des Krankenhauses, doch zeigt das Motiv des ethisch vertretbaren Sterbens Konsequenzen für die Realabläufe. Die daraus entstehende Spezialisierung in Bezug auf die Probleme, Bedürfnisse, Formen der Behandlung und die Aufmerksamkeit gegenüber den Patient(inn)en und ihrer Angehörigen bewirkt eine von einer rein medizinisch-pflegerisch ausgerichteten Betrachtung des Menschen zu unterscheidende Form des Denkens, Fühlens und Handelns (vgl. Dreßke 2005: 14). Dies könnte in Krankenhäusern oder Alten-/Pflegeheimen nicht geleistet werden, da hier auch immer noch Rücksicht auf Patient(inn)en oder Bewohner(innen) zu

---

12   Bisher sind in Deutschland nur wenige Lehrstühle an den Universitäten vorhanden, die sich explizit auf die Palliativmedizin spezialisiert haben. Ebenso ist Palliativmedizin an den meisten medizinischen Fakultäten kein Pflicht-Lehr- und Prüfungsfach (vgl. Frank 2009).

nehmen ist, welche in Hinblick auf eine sich vollkommen vom Sterben differierende Zielsetzung der Heilung behandelt und betreut werden (vgl. Hoffinger 2009).

2. Demografie des Sterbens in Deutschland

Zur Darstellung der demografischen Eigenschaften Sterbender und der Sterbeorte in Deutschland werden in den folgenden Kapiteln Sterbeziffern, das Sterbealter, die häufigsten Todesursachen, Angaben zum Gesundheitszustand und zur Pflegebedürftigkeit in Deutschland dargelegt. Der Überblick zentraler Kennzahlen zeigt die gegebenen Rahmenbedingungen des Sterbens und der Sterbeorte in einer modernen Dienstleistungsgesellschaft.

2.1 Sterbeziffer und Sterbealter

Die allgemeine Sterblichkeit wird in Deutschland anhand der altersstandardisierten *Sterbeziffer* bemessen.[13] Die Sterblichkeit wird auf der Grundlage der Bevölkerungsstatistik berechnet und ist eine der ältesten Statistiken, mit der Rückschlüsse auf die allgemeine gesundheitliche Lage der Bevölkerung sowie deren medizinischen Versorgung möglich sind, welche wiederum den Wohlstandsgrad der betrachteten Gesellschaft erkennbar macht.

Zwischen 1990 und 2006 sank in Deutschland die Sterbeziffer von 1127 auf 777 Sterbefälle je 100.000 Einwohner. Dieser Rückgang fiel mit 35% bei den Männern größer aus als bei den Frauen mit 31%. Betrachtet man die einzelnen Bundesländer, so ist festzustellen, dass diese Entwicklung sich im Bundesgebiet nicht überall gleichermaßen vollzogen hat. Ein Vergleich zwischen den neuen und den alten Bundesländern zeigt

---

13 Formal ist zu beachten, dass die geschlechtsspezifische Sterblichkeit die Todesfälle bei Frauen bzw. Männern bezogen auf 100.000 Einwohner der Bevölkerungsgruppe widerspiegelt. Die allgemeine (rohe) Sterbeziffer gibt die Anzahl der Sterbefälle auf 100.000 der mittleren weiblichen oder männlichen Bevölkerung an. Die direkt standardisierte Sterbeziffer wurden auf der Grundlage der alten Europabevölkerung (1966) berechnet. Als zu kodierendes Grundleiden gilt die Krankheit oder Verletzung, die den Ablauf des direkt zum Tode führenden Krankheitszustandes auslöste oder die Umstände des Unfalls oder der Gewalteinwirkung, die den Todesausgang verursachten. Die Kodierung erfolgt ab dem Jahr 1998 nach der ICD-10 (vgl. Niedersächsisches Landesgesundheitsamt 2004).

Unterschiede. Zwar ist die Sterblichkeit auch in den neuen Ländern seit
1990 um 40% zurückgegangen, jedoch fällt mit durchschnittlich 824
Sterbefällen die Sterbeziffer in Ostdeutschland stets höher aus als mit
durchschnittlich 767 Sterbefällen je 100.000 Einwohnern in West-
deutschland (vgl. Böhm 2008: 245f.).

Ein weiterer Hinweis auf die Lebensqualität und den Lebensstandard
eines Landes ist das *Sterbealter*. Das durchschnittliche Sterbealter lag 2006
in Deutschland relativ hoch bei 76,5 Jahren. Frauen starben im Schnitt
mit 80,3 Jahren, acht Jahre später als Männer mit 72,2 Jahren. Im Vergleich zu 1990 bedeutet dies einen Anstieg um 4%, von dem Männer
und Frauen gleichermaßen profitierten (vgl. Böhm 2008: 246).

Die Entwicklung der *Lebenserwartung* ab dem sechzigsten Lebensjahr
stieg über das vergangene Jahrhundert hinweg stetig an, wenn man die
Zahlen der Frauen betrachtet. Die Zunahme der Lebenserwartung für
Männer hat sich zwar auch kontinuierlich gesteigert, zeigt jedoch zwischen 1960 und 1972 einen Einbruch um ein Jahr, um dann wieder
gleichmäßig anzusteigen. Seit den 1960er Jahren gehen die Zahlen der
Lebenserwartung zwischen Männern und Frauen immer weiter auseinander. Der anwachsende Unterschied bis heute ist dadurch markiert,
dass Frauen nach Überschreiten ihres sechzigsten Lebensjahres eine um
4,3 Jahre höhere Lebenserwartung als Männer aufweisen. Die durchschnittliche Lebenserwartung von 60-jährigen Frauen beträgt in den Jahren 2004/2006 in Deutschland 24,5 Jahre, die von Männern 20,6 Jahre.
Allgemein ist in Bezug auf die Entwicklung der Lebenserwartung festzustellen, dass umso älter Menschen werden können, ihre Lebenserwartung
steigt und diese durchweg bei Frauen höher ausfällt als bei Männern,
wohingegen die Unterschiede im zunehmenden Alter wieder geringer
werden (vgl. Grobecker/Krack-Rohberg 2008: 22f.).

2.2 Todesursachen

„Man stirbt nicht mehr, man stirbt an etwas."[14]

Im Jahr 2008 verstarben in Deutschland insgesamt 844.439 Personen, 397.651 Männer und 446.788 Frauen. Die in Deutschland am häufigsten im Totenschein angegebene Todesursache ist 2008 die Erkrankung des Herz-/Kreislaufsystems mit 43,1% aller Todesursachen, wovon 151.904 Männer und 211.881 Frauen betroffen waren (vgl. Tabelle 1). Dabei handelt es sich neben der ausgesprochen hohen Zahl der an chronisch ischämischer Herzkrankheit verstorbenen Menschen um den akuten Myokardinfarkt, die Herzinsuffizienz und den Schlaganfall. Eine weitere wichtige Todesursache in Deutschland war 2008 in jedem vierten Fall eine Krebserkrankung. Bei Männern war in 114.855 Sterbefällen die Ursache „Bösartige Neubildungen" festzustellen. Frauen verstarben in 99.452 Fällen am häufigsten an bösartigen Neubildungen.

Konnte die Sterblichkeit aufgrund von Krankheiten des Kreislaufsystems (Herz-Kreislauferkrankungen sind hier mit eingeschlossen) seit 1990 bis 2006 um ein Viertel gesenkt werden, fand bis 2006 in Bezug auf sterblichkeitsbedingte Erkrankungen bei den bösartigen Neubildungen eine gegenläufige Entwicklung statt, denn seit 1990 hatte sich diese Zahl nicht verändert und war gleich geblieben (vgl. Böhm 2008: 245). Insbesondere die Todesursache „Bösartige Neubildungen" wird von Schmied (1985: 19) mit einem *langen Sterben* in Verbindung gebracht, bei der die Mehrheit der Betroffenen ein langes Leiden erwartet (vgl. auch Glaser/Strauss 2007 [1968]). Ähnliches gilt für die Krankheiten des Herz-Kreislaufsystems, die die häufigsten Todesursachen darstellen.

---

14 Diesen Satz äußerte Prof. Dr. Barbara Duden im Rahmen einer Tagung zum Thema „Tod und toter Körper" am 14.01.2010 in Zürich. Sie bezieht sich damit auf die Tatsache, dass die Obduktion zu einer Medikalisierung des Todes geführt hat, da dieser nun in seine zahlreichen klinischen Ursachen zerlegt wird.

Tab. 1: Todesursachen nach Geschlecht in Deutschland 2008

Verstorbene	insgesamt	in %	männlich	%-Anteil	weiblich	%-Anteil
Insgesamt	844 439	100	397 651	47,1	446 788	52,9
Darunter:[15]						
Bösartige Neubildungen	214 307	25,4	114 855	53,6	99 452	46,4
Krankheiten des Kreislaufsystems	363 785	43,1	151 904	41,8	211 881	58,2
Myokardinfarkt	62 670	7,4	34 066	54,4	28 604	45,6
Krankheiten des Atmungssystems	59 767	7,1	31 139	52,1	28 628	47,9
Krankheiten des Verdauungssystems	42 837	5,1	21 090	49,2	21 747	50,8
Transportmittelunfälle	4 853	0,6	3 510	72,3	1 343	27,7
Stürze	7 924	0,9	3 588	45,2	4 343	54,8
Vorsätzliche Selbstbeschädigung (Suizid)	9 331	1,1	6 971	74,7	2 360	25,3

Quelle: Statistisches Bundesamt, http://www.destatis.de/jetspeed/portal/cms/Sites/destatis/
Internet/DE/Presse/pm/2009/09/PD09__344__232,templateId=renderPrint.psml,
(03.02.2010)

Im Jahr 2010 starben in Deutschland insgesamt 858.768 Personen, 409.022 Männer und 449.746 Frauen. Die in Deutschland am häufigsten im Totenschein angegebene Todesursache ist 2010 die chronisch ischämische Herzkrankheit, wovon 33.846 Männer und 38.888 Frauen betroffen waren. Am akuten Myokardinfarkt starben 30.651 Männer und 24.890 Frauen, an Herzinsuffizienz starben 15.816 Männer und 32.490 Frauen. An vierter Stelle der häufigsten Todesursachen in Deutschland im Jahr 2010 liegen die bösartigen Neubildungen der Bronchien und Lunge mit 29.357 Männern und 13.615 Frauen. An der chronisch obstruktiven Lungenkrankheit (COPD) starben 14.730 Männer und 10.945 Frauen. Am Schlaganfall starben 8.422 Männer und 15.253 Frauen. An

---

15   Die Zahlen sind vorläufig, da das Ergebnis für Nordrhein-Westfalen auf der Basis des Vorjahres 2007 hochgerechnet wurde.

achter Position der häufigsten Todesursachen in Deutschland liegt 2010 die Pneumonie mit 8.735 Männern und 9.656 Frauen. Die neunte Position belegen 17.466 Frauen mit den bösartigen Neubildungen der Brustdrüse gegenüber 107 Männern, die 2010 daran verstarben. An bösartigen Neubildungen des Dickdarms starben 8.479 Männer und 8.682 Frauen relativ gleich häufig (vgl. Statistisches Bundesamt 2012).

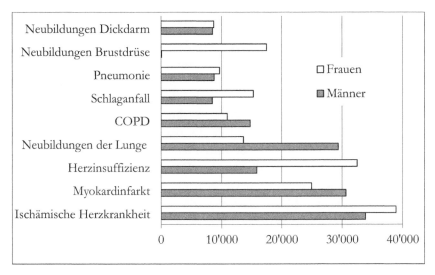

Abb. 1: Todesursachen in Deutschland 2010, Quelle: https://www.destatis.de/DE/
Publikationen/Thematisch/ Gesundheit/Todesursachen/Todesursachen
2120400107004.pdf?__blob=publicationFile

Sehr auffallend ist die deutliche Zunahme an infektiösen und parasitären Erkrankungen zwischen den Jahren 1990 und 2006, die zur Sterblichkeit beitrugen. Sie sind zwischen 1990 und 2006 um 63% gestiegen. Ebenso nahmen die Todesursache durch psychische Störungen und Verhaltensstörungen um 38% und der Tod durch Erkrankungen der Sinnesorgane um 49% zu (vgl. Böhm 2008: 245). Eine Untergruppe der Todesursache „Äußere Umstände" stellt im Jahr 2008 der Suizid dar. 9.331 Personen erlagen im Jahr 2008 der vorsätzlichen Selbstbeschädigung, 1990 waren es noch 13.900 Fälle. Der Tod durch Suizid tritt mit 74,7% am häufigsten bei Männern auf. Hierbei ist zu beachten, dass Suizid im Alter in Deutschland ein wenig beachtetes Thema ist und sich Angaben im öffentlichen wie auch wissenschaftlichen Diskurs häufig auf die Suizidalität unter Jugendlichen konzentrieren (vgl. Böhm 2008: 245). Doch Ergebnisse, wie z.b. für das Stadtgebiet Hamburg, weisen im Jahr 2005 eine relativ hohe Suizidrate von 35% aller Suizide bei den 60- bis 80-Jährigen hin.[16]

Die zuvor betrachteten statistischen Daten ergeben folgendes demografisches Profil des Sterbens für Deutschland: Die Sterbeziffer nimmt stetig ab, bei Männern stärker als bei Frauen, im Osten liegt sie allgemein höher als im Westen. Das Sterbealter steigt seit 1990 insgesamt um vier Prozent an und liegt Ende des letzten Jahrzehnts allgemein bei 76,5 Jahren. Frauen sterben mit durchschnittlich 80,3 Jahren später als Männer mit 72,2 Jahren. Die Lebenserwartung der über 60-Jährigen steigt an und liegt bei Frauen um 4,3 Jahre höher als bei Männern und beträgt bei Frauen etwa 24,5 Jahre und bei Männern 20,6 Jahre.

Eine der wichtigsten medizinischen Determinanten des Sterbeortes ist die Erkrankung bzw. Todesursache. Im Krankenhaus sterben häufiger die Personen, die erst 2 bis 3 Monate vorher erkrankten, als jene, die länger als 2 Jahre erkrankt waren (vgl. Bowling 1983). Krebs, Schlaganfall und Erkrankungen der Atmungsorgane sind die häufigsten Erkrankungen, die zum Tod im Krankenhaus führen (vgl. Bowling 1983, Catalán-Fernandez et al. 1991, Cohen et al. 2006, Fischer et al. 2004, Higginson et al. 1999, Papke/Koch 2007). Unter den Karzinomarten im Krankenhaus treten Blasen- und Magenkarzinome als die häufigsten Todesursachen auf (vgl. Catalán-Fernandez et al. 1991). Andere Studien nennen das Mammakarzinom, hämatologische und lymphatische Erkrankungen (vgl. Cohen et al. 2006, Higginson et al. 1999) sowie Neoplasien (vgl. Fischer et al. 2004) als weit verbreitete Todesursachen im Krankenhaus. Zuhause sterben allgemein häufiger Menschen an Herz-Kreislauf-Erkrankungen (vgl. Fischer et al. 2004, Streckeisen 2001) und an Parkinson, kardiovaskulären, ischämischen, zerebrovaskulären sowie malignen Erkrankungen leidende Patient(inn)en (vgl. Cohen et al. 2006). Die häufigsten Krebserkrankungen als Todesursache in Privatwohnungen sind der Krebs der Verdauungsorgane und das Prostatakarzinom bei Män-

---

16   Vgl. Universitätsklinikum Hamburg-Eppendorf

nern (vgl. Higginson et al. 1999) sowie bei Frauen das Mammakarzinom
(vgl. Catalán-Fernandez et al. 1991, Papke/Koch 2007). Unabhängig von
der medizinischen Diagnose wurde festgestellt, dass im Krankenhaus vor
allem Patient(inn)en auch aus organisationstechnischen Gründen sterben, da in deren Krankheitsverlauf unvorhergesehene Ereignisse auftreten, während sie auf einen frei werdenden Pflegeplatz warten (vgl. Guthrie et al. 1996, Oorschot et al. 2004).

2.3 Gesundheit und Sterben

Bestehen Zusammenhänge zwischen der Mortalität und dem Gesundheitszustand, sozialen Status oder Geschlecht? Die vorgestellten Untersuchungsergebnisse zeigen auf, ob der Wohlstandsgrad einer Gesellschaft oder der soziale Status eines einzelnen Menschen Einfluss auf die
Gesundheit hat und welche Faktoren durch die Einwirkung auf den Gesundheitszustand eine höhere oder niedrigere Mortalität zur Folge haben
können.

2.3.1 Gesundheitszustand, Mortalität und sozialer Status

Die Armut in Deutschland hat von 2001 bis 2006 zugenommen.[17] Die
61- bis 70-Jährigen sind 2006 am wenigsten von Armut betroffen. Frau-
en sind häufiger als Männer von Armut betroffen. Besonders zu beachten ist, dass der prozentuale Anteil an der Gruppe der Armen in der Altersgruppe 51- bis 60-Jährigen relativ hoch ausfällt (vgl. Goebel et al.
2008: 167). Die Bewertung des Gesundheitszustandes ist zwischen 2002
und 2006 in Deutschland relativ gleichbleibend. Insgesamt bewerten die
Befragten ihre Gesundheit 2006 zu 47% als gut. Das Einkommen der
Befragten beeinflusst die Angabe zur Gesundheitseinschätzung deutlich.
Personen, die über ein durchschnittliches Monatseinkommen von unter
1.000 Euro verfügen, finden 2006 nur zu 34%, dass ihre Gesundheit gut

---

17   Als von Armut betroffen gilt in Deutschland die Person, deren monatliches
     Haushaltseinkommen weniger als 60% des Medians der Einkommen in der
     gesamten Bevölkerung beträgt (vgl. Goebel et al. 2008: 265).

ist. Mit jeder Steigerung um eine 1000-Euro-Einkommensstufe steigt diese Angabe um ca. 10% an (vgl. Andersen et al. 2008: 262).

Der soziale Status und der Gesundheitsstatus stehen miteinander in Beziehung. In Lebenslaufperspektiven lassen sich anhand unterschiedlicher Modelle Zusammenhänge zwischen dem Status der Herkunftsfamilie und der Wahrscheinlichkeit, relativ früh zu sterben, aufdecken. Dies bedeutet, dass je niedriger der soziale Status einer Person ist, desto höher ist das Risiko, zu erkranken oder frühzeitig zu sterben. Die Begründungen fallen unterschiedlich aus. So wurde festgestellt, dass Belastungen der Säuglinge während der Schwangerschaft oder zum Beginn des Lebens in einer späteren Lebensphase manifeste Erkrankungen bewirken können. Ein Beispiel ist das ungleich höhere Sterberisiko und die Manifestation chronischer Erkrankungen bei Kindern mit ausgeprägtem Untergewicht, welches mit dem niedrigen sozialen Status der Mütter korreliert (vgl. Dragano/Siegrist 2006: 171f.). Auch wenn hier die Komplexität der Entstehung und des Verlaufs von Erkrankungen nur sehr schwach abgebildet wird, ist dies trotzdem in anderen Modellen bestätigt, die auch das weitere Gesundheitsverhalten bis ins Erwachsenenalter mit einbeziehen. So sind die Bildungschancen in Deutschland sehr stark vom sozialen Status der Herkunftsfamilie abhängig. Dies bedeutet, dass die Berufsaussichten des Nachwuchses an den sozialen Status der Eltern gekoppelt sind und die damit häufig einhergehende Berufswahl manueller Arbeit mit ihrem größeren Gesundheitsrisiko und höherer kardiovaskulärer Mortalität einhergeht. Während eines zwanzigjährigen Beobachtungszeitraums stellte sich bei den zwischen 35 und 65 Jahre alten Probanden heraus, dass die Sterblichkeit insgesamt und bei Männern aus manuellen Haushalten das Mortalitätsrisiko nochmals um 44% höher ausfällt als bei Männern aus nichtmanuellen Haushalten (vgl. Dragano/Siegrist 2006: 174ff.). Es sind vor allem die Unterschiede in der sozialen Lage zwischen Frauen und Männern, die sich jeweils auf deren gesundheitliche Lage auswirken. So bewirken geschlechtsspezifische Unterschiede in beruflicher Hinsicht ein geringeres Einkommen und stellen sich als deutliches Wohlstandsgefälle zwischen Männern und Frauen dar. Frauen besitzen insgesamt 70% der Vermögenssumme über die Männer im Durchschnitt verfügen und sind stärker, häufiger und langwieriger von Armut bedroht und beziehen im erwerbsfähigen Alter häufiger Sozialhilfe als Männer (vgl. Babitsch 2006: 273f.).

2.3.2 Gesundheitszustand, Mortalität und Geschlecht

Frauen haben eine höhere Lebenserwartung als Männer, schätzen aber gleichzeitig ihren Gesundheitszustand schlechter ein als Männer und gehen auch häufiger zum Arzt (vgl. Andersen et al. 2008: 262ff.). Diese Unterschiede weisen auf einen möglichen Einfluss des Geschlechtes auf die Gesundheit und das Sterben hin und geben Anlass, die Bedeutung des Geschlechts für das Sterben genauer zu betrachten. So stellt beispielsweise Alber (2005: 13) zusammenfassend fest, dass ledige Männer ein höheres Sterberisiko haben als ledige Frauen. Die bei der Scheidung bedingte Mortalitätszunahme zwischen den Geschlechtern ist gewachsen, und der Tod des Ehepartners steigert die Sterblichkeit der männlichen Hinterbliebenen nach wie vor stärker als die der weiblichen Hinterbliebenen (vgl. Alber 2005: 13).

Zur Erklärung der geschlechtsspezifischen Differenzen werden verschiedene Aspekte angeführt. Zum einen wird von einem unterschiedlichen Zugang zu Unterstützungsnetzwerken von Männern und Frauen ausgegangen (vgl. Alber 2005). Frauen suchen häufiger Ärztinnen und Ärzte auf und geben an, mehr emotionale Unterstützung zu haben. Sie stützen sich relativ gleich stark auf verschiedene Personen ihres näheren Umkreises (Kinder, Verwandte, Freundinnen und Freunde). Für Männer ist die Partnerin mit Abstand die größte Unterstützungsquelle. Mit der Unterscheidung zwischen „emotionaler" und „sozialer" Isolation ist es möglich, die scheinbar widersprüchlichen Auffassungen über die geschlechtsspezifische Verteilung des Grades sozialer Integration miteinander zu verknüpfen. Männer sind zwar aufgrund der Berufstätigkeit und der Partizipation in Vereinen sozial integriert, können aber dennoch über weniger emotional stabilisierende Vertrauensbeziehungen außerhalb der Familie verfügen. Somit ist nicht der bloße Grad, sondern die Art geschlechtsspezifischer sozialer Integration entscheidend. Aus dieser Perspektive ist die niedrigere Sterblichkeit von verheirateten Männern Folge ihrer stärkeren Einbindung in emotionale Netzwerke innerhalb der

Familie. Die geschlechtsspezifische Deutung des Ehelebens hängt mit dem unterschiedlichen emotionalen Nutzen zusammen, den Männer und Frauen aus der Ehe ziehen (vgl. Alber 2005: 21).

Im medizinischen Bereich werden Erklärungen für die gesundheitlichen Unterschiede zwischen den Geschlechtern auf biologische Faktoren zurückgeführt. Des Weiteren wirken sich Arbeits- und Lebensbedingungen sowie die Erfahrungen mit dem Gesundheitssystem auf die Gesundheit der Frauen oder Männer aus. Es sind Unterschiede auszumachen, wie Frauen ihre Anamnese eher in einem psychosozialen Kontext stellen und dadurch Frauen eher eine psychosomatische Diagnose als Männer gestellt bekommen, wodurch Frauen eher im somatischen und Männer eher im psychischen Bereich unterversorgt sind. Zudem besteht das allgemeine Problem in der Medizin, dass anhand pharmakologischer Forschungsergebnisse, die überwiegend auf männlichen Testpersonen basieren, Frauen und Männer nicht wissenschaftlich fundiert gleich diagnostiziert und therapiert werden können (vgl. Marty Lavanchy 2008: 75f.).

Das unterscheidende Krankheitsspektrum der Frauen trägt zur vergleichsweise längeren Lebensdauer von Frauen bei. Dies deckt Krankheiten ab, welche seltener oder weniger schnell zum Tode führen. Zudem zeigen Frauen ein günstigeres Gesundheitsverhalten, da sie ein ausgeprägteres Hilfesuchverhalten in Gesundheitsbelangen zeigen, was auf die damit einhergehende Gesundheitssozialisation in der weiblichen Geschlechterrolle zurückgeführt wird. Beispiele für gesundheitsschädigendes Verhalten sind Übergewicht, Rauchen und fettreiche Ernährung, das stärker bei Männern als bei Frauen ausgeprägt ist (vgl. Marty Lavanchy 2008: 80f.).

2.4 Pflegebedürftigkeit

Die Pflegebedürftigkeit alter Menschen wird in den meisten Fällen durch das Sterben beendet. Aus diesem Grund ist es für eine Übersicht zu den Voraussetzungen des Sterbens in einer Gesellschaft interessant, welche Altersgruppe oder welches Geschlecht im häuslichen oder stationären

Bereich gepflegt wird und welche sozialen Netzwerke für die Betreuung Sterbender existieren.

Im Jahr 2005 waren in Deutschland rund 2,13 Millionen Menschen pflegebedürftig (vgl. Tabelle 2). Ihre Zahl nahm von Ende 1996 bis Ende 2002 um durchschnittlich 3,4 Prozentpunkte pro Jahr zu. In den folgenden vier Jahren lag der Anstieg bei durchschnittlich 1%. Die Mehrheit (82,3%) der Pflegebedürftigen im Jahr 2005 war 65 Jahre oder älter, ein Drittel dieser 82,3% war 85 Jahre oder älter. Aufgrund der im Durchschnitt höheren Lebenserwartung von Frauen lag der Frauenanteil an allen Pflegebedürftigen bei 67,6%. Ein knappes Drittel (31,8%) der Pflegebedürftigen wurde Ende 2005 in Pflegeheimen betreut. Mehr als zwei Drittel (68,2%) der Pflegebedürftigen wurde zuhause versorgt (vgl. Böhm 2008: 242f.).

Tab. 2: Pflegebedürftigkeit nach Alter, Geschlecht und Ort in Deutschland 2005[18]

Pflegebedürftigkeit in Millionen	2,13 (100%)
Im privaten Haushalt versorgt	68%
Stationäre Pflegeheime in Deutschland insgesamt	32%
65 Jahre und älter	82%
davon 85 Jahre und älter	33%
davon 70-75 Jahre	5%
davon über 90 Jahre	60%
Frauen	68%
davon Frauen 85-90 Jahre	40%
Männer	32%
davon Männer 85-90 Jahre	27%

Quelle: Böhm 2008: 242f.

---

18 Pflegebedürftige Patienten sind im Sinne des Pflegeversicherungsgesetzes (Sozialgesetzbuch - SGB XI) Patient(inn)en, die im täglichen Leben auf Dauer - wegen einer Krankheit oder Behinderung - in erheblichem oder höherem Maße auf Hilfe angewiesen sind und in Pflegestufen I bis III kategorisiert werden. Entscheidung darüber treffen die Pflegekassen bzw. die privaten Versicherungsunternehmen (vgl. Böhm 2008: 242).

980.425 der Pflegebedürftigen werden alleine ohne weitere Unterstützung durch die Angehörigen versorgt. Dem gegenüber stehen 471.543 Pflegebedürftige, die durch einen ambulanten Pflegedienst zuhause betreut werden. 666.582 Personen sind pflegebedürftige Heimbewohner.

Die häusliche Pflege ist eine Domäne der Frauen. So sind 80% der Pflegenden Frauen (vgl. Engstler/Menning 2003: 139). Tabelle 3 zeigt die Verteilung der Pflegepersonen in Privathaushalten differenziert nach Alter, Geschlecht und Verwandtschaftsgrad der Hauptpflegeperson.

Tab. 3: Geschlecht, Alter, Verwandtschaftsbeziehung und Wohnort der privaten Hauptpflegepersonen von Pflegebedürftigen in Privathaushalten 1998

Merkmal der Hauptpflegeperson	Anteil (in %)
Geschlecht Weiblich Männlich	 80 20
Alter (in Jahren) Unter 40 40-64 65-79 80 und älter	 15 53 27 5
Verwandtschaftsbeziehung zur pflegebedürftigen Person (Ehe-)Partnerin (Ehe-)Partner Mutter Vater Tochter Sohn Schwiegertochter Schwiegersohn Sonstige Verwandte Nachbar/Bekannte(r)	 20 12 11 2 23 5 10 0 10 7
Wohnort Gleicher Haushalt wie Pflegebedürftige(r) Getrennter Haushalt	 73 27

Quelle: Engstler/Menning 2003: 139

Tabelle 3 zeigt, dass die Hauptpflegepersonen (Ehe-)Partnerinnen (20%) und (Ehe-)Partner (12%) sind. Sie übernehmen etwa ein Drittel der privaten Pflege. Ein weiteres Drittel der Pflegebedürftigen wird zuhause von der Tochter (23%) und der Schwiegertochter (10%) gepflegt. Die Hälfte der Pflegepersonen (53%) ist zwischen 40 und 64 Jahren alt. Die überwiegende Mehrheit der Pflegepersonen lebt im gleichen Haushalt wie die Pflegedürftigen. Die häufigsten Pflegekonstellationen sind: Frau pflegt eigene Mutter; Frau pflegt Ehemann; Frau pflegt Schwiegermutter (vgl. Engstler/Menning 2003: 139).

Pflegebedürftigkeit wird in Deutschland von den Kranken- und Pflegeversicherungen in Form von Pflegestufen I bis III unterschiedlich bewertet. Pflegestufe I bedeutet, dass die Personen größtenteils ihren Alltag noch selbst bewältigen können und lediglich Hilfe bei der Morgentoilette oder medizinischen Versorgung, wie dem Stellen von Medikamenten oder Reichen und Kontrolle von Insulingaben, bedürfen. In der Pflegestufe II ist wesentlich größere Unterstützung häufiger am Tag notwendig, und bei Pflegestufe III handelt es sich um eine komplett in ihren körperlichen Bedürfnissen abhängige Person (vgl. Böhm 2008: 243). Zur Veranschaulichung der allgemeinen Pflegesituation in privaten Haushalten Deutschlands zeigt Tabelle 4 die Anteile der Pflegebedürftigen entsprechend der einzelnen Pflegestufen.

Tab. 4: Pflegebedürftigkeit nach Pflegestufen und Versorgungsart in Deutschland 2005

Pflegebedürftige insgesamt: 2.128.550 (100%)								
Pflegebedürftige zuhause versorgt: 1.451.968 (68,2%)						Pflegebedürftige in Heimen: 676.582 (31,8%)		
Davon allein durch Angehörige: 980.425 (67,5%)			Davon durch ambulante Pflegedienste: 471.543 (32,5%)			Pflege-stufe I	Pflege-stufe II	Pflege-stufe III
Pflege-stufe I	Pflege-stufe II	Pflege-stufe III	Pflege-stufe I	Pflege-stufe II	Pflege-stufe III			
597.751 (61,0%)	301.605 (30,8%)	81.069 (8,3%)	240.086 (50,9%)	172.937 (36,7%)	58.520 (12,4%)	231.106 (34,7%)	293.551 (44,1%)	141.104 (21,2%)

Quelle: Böhm 2008: 243

Die Zahl der zuhause komplett zu pflegenden Personen ist insgesamt genauso hoch wie die Zahl der pflegebedürftigen Heimbewohner. 2005 wurden 81.069 Personen zuhause mit Pflegestufe III versorgt. Von den Pflegebedürftigen insgesamt sind 68% Frauen und 32% Männer.

Neuere Daten der Statistischen Ämter des Bundes und des Landes von 2010 entsprechen den prozentualen Anteilen pflegender Angehöriger von 2008 (vgl. Statistische Ämter des Bundes und der Länder 2010). Demnach nimmt innerhalb der zwei Jahre die Pflegebedürftigkeit insgesamt auf 2,25 Millionen zu. Jedoch werden keine Angaben zu den Pflegestufen oder dem Anteil von Frauen und Männern unter den Pflegebedürftigen gemacht. Der prozentuale Anteil derer, die zuhause (1,54 Millionen = 68%) oder im Heim (709.000 = 32%) versorgt werden, bleibt gleich groß und nimmt in jeder Form der Versorgung Pflegebedürftiger zu. Im Jahr 2007 werden 1.033.000 Pflegebedürftige ohne ambulante Pflegedienste nur durch ihre Angehörigen versorgt (vgl. Abb. 2). Diese Zahl ist doppelt so hoch wie die der 504.000 Pflegebedürftigen, die von Angehörigen und ambulanten Pflegediensten *gemeinsam* versorgt werden (vgl. Statistische Ämter des Bundes und der Länder 2010: 21).

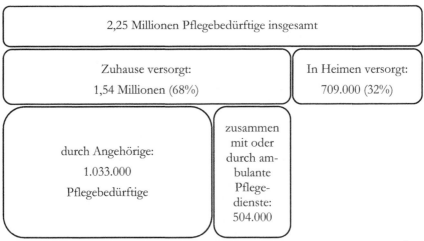

Abb. 2: Pflegebedürftigkeit nach Versorgungsart in Deutschland 2007, Quelle: Statistische Ämter des Bundes und der Länder 2010: 21

Neben dem, dass *häusliche* Pflege fast ausschließlich von Frauen geleistet wird, trifft dies auch auf die Versorgung *innerhalb* der Pflegeeinrichtungen zu. In den Pflegeeinrichtungen Krankenhaus, Altenheim oder
ambulanten Pflegediensten werden Pflegebedürftige hauptsächlich von
Frauen betreut. Der Anteil an männlichen Pflegern ist hier sehr gering.
Es sind insgesamt nur 1,2 Millionen Männer gegenüber 3,1 Millionen
Frauen (vgl. Böhm 2008: 255). Tabelle 5 verdeutlicht den hohen Frauenanteil im deutschen Gesundheitswesen.

*Tab. 5: Beschäftigte im Gesundheitswesen und Altenheimen nach Einrichtungen, Geschlecht und
Art der Beschäftigung in Deutschland 2001 und 2006*

	Alten-pfleger/in 2001	Alten-pfleger/in 2006	Gesundheits- und Krankenpfleger/in 2001	Gesundheits- und Krankenpfleger/in 2006
Beschäftigte insge-samt (in 1000)	262	321	702	717
Frauenanteil (in %)	86,8	87,3	84,9	85,6
Vollzeitäquivalente (in 1000)	212	246	533	519

Quelle: Böhm 2008: 254f.

Die Zahl der Altenpflegepersonen nahm zwischen 2001 und 2006 zu.
Der prozentuale Frauenanteil stieg hier geringfügig an. Die Zahl der Ar-
beitsvertragsabschlüsse der Pflegekräfte stieg in den Krankenhäusern
ebenso wie in den Altenheimen an, doch wurden die Personalressourcen
im Krankenhaus anders als in Altenheimen reduziert, was daran zu erkennen ist, dass die in Tabelle 5 aufgeführten Vollzeitäquivalente zwischen 2001 und 2006 in Deutschlands Krankenhäusern zurückgingen
und in Altenheimen deutlich anstiegen (vgl. Böhm 2008: 254f.). Das
Vollzeitäquivalent drückt aus, welches Stundenkontingent den Einrichtungen unabhängig von der Anzahl der einzelnen Beschäftigten und deren Teilzeit- oder Vollzeitverträgen zur Verfügung steht. Dies bedeutet,
dass den Patient(inn)en wesentlich mehr Personen in wesentlich kürze-
ren Zeiträumen begegnen, da zwar mehr Personen in den Personal-

schlüsseln der Abteilungen auftauchen, sie aber durch Teilzeitverträge weniger präsent sind.

Abschließend wird die Hospiz- und Palliativversorgung in Deutschland skizziert. Hospize basieren auf der Ausdifferenzierung neuer Handlungsstrukturen innerhalb des Gesundheitssystems. Sie stellen damit alternative Formen des institutionellen Sterbens dar, in der die ganzheitliche Sterbebegleitung oberstes Ziel ist (vgl. Winkel 2005: 185). Von den 827.155 Menschen, die 2008 gestorben sind, wurden nur 12,5% hospizlich oder palliativ begleitet. Eigentlich würden jedoch etwa 60% aller Sterbenden eine solche Begleitung benötigen. Das heißt, dass derzeit nur 21% derjenigen, die hospizliche oder palliative Angebote brauchen, diese auch erhalten.[19] Die in Tabelle 6 aufgeführten Bundesländer sind nach dem prozentualen Anteil der *nicht* durch hospizliche oder palliative Dienste versorgten Sterbenden geordnet.

Die Unterschiede zwischen den Ländern sind nicht nur in Bezug auf den Versorgungsgrad der Verstorbenen durch die Hospiz- und Palliativdienste auszumachen. Zwischen den Bundesländern bestehen ebenso Unterschiede in der Anzahl der Verstorbenen in Abhängigkeit von unterschiedlich hohen Bevölkerungszahlen, dem Urbanisierungsgrad und der demografischen Bevölkerungsverteilung. So liegen Baden-Württemberg, Hamburg, das Saarland vor Nordrhein-Westfalen (NRW), doch ist in NRW die Zahl der prozentualen Begleitung durch stationäre Hospize oder durch Palliativstationen viel höher als die der anderen Länder, weil NRW als bevölkerungsstärkstes Bundesland die deutlich höchste Zahl an Verstorbenen zu betreuen hat.

Auffällig in Tabelle 6 ist, dass die drei Bundesländer mit der geringsten Anzahl Sterbender gleichzeitig die sind, in denen zwar der prozentuale Anteil an Palliativstationen relativ hoch, jedoch die Zahl stationärer Hospize gleichzeitig sehr gering ist. In Bayern und Rheinland-Pfalz liegen ähnliche Verhältnisse vor. Doch werden in Bayern die meisten Palliativbetten angeboten, weil auch hier die Zahl der Sterbenden entsprechend der Größe der Bevölkerung überdurchschnittlich hoch ist. Ham-

---

19 Vgl. HPCV-Studie: Hospizliche Begleitung und Palliative-Care-Versorgung in Deutschland 2008, http://www.hospize.de/docs/hib/Sonder_HIB_02 _09.pdf, (03.02.2010).

burg ist als das Bundesland mit der kleinsten Einwohnerzahl gleichzeitig
jedoch mit dem höchsten prozentualen Anteil an Palliativbetten ausgestattet und besitzt ebenso einen hohen prozentualen Anteil an Sterbenden, die durch stationäre Hospize betreut werden. Nicht aufgeführt sind
hier die ehrenamtlichen Dienste der nicht-stationären Hospizdienste.

*Tab. 6: Begleitung durch ambulanten, ehrenamtlichen Hospizdienst nach Bundesländern in
Deutschland 2008 (in Prozent, eigene Darstellung)*

	Anzahl Verstorbene	Begleitung im stationären Hospiz	Auf Palliativ- station	Ohne hospizliche oder Palliativ- Versorgung
Bremen	7.300	1,6	5,8	87,4
Saarland	12.327	1,9	5,2	85,7
Hamburg	17.036	3,4	6,3	85,4
Mecklenburg- Vorpommern	17.595	2,6	3,6	89,2
Thüringen	25.812	0,5	4,1	91,1
Brandenburg	26.666	2,6	2,4	89,9
Sachsen-Anhalt	29.392	1,6	3,6	92,7
Schleswig- Holstein	29.934	1,9	3,6	87,8
Berlin	30.980	3,0	3,4	89,2
Rheinland-Pfalz	42.165	1,7	5,6	87,9
Sachsen	49.069	1,4	3,5	91,8
Hessen	59.137	2,2	2,5	88,2
Niedersachsen	82.277	2,1	4,2	87,3
Baden- Württemberg	94.079	2,6	5,0	82,2
Bayern	118.432	1,4	5,4	87,9
Nordrhein- Westfalen	184.954	3,4	3,2	86,6

Quelle: HPCV-Studie: Hospizliche Begleitung und Palliative-Care-Versorgung in Deutschland
2008, http://www.hospize.de/docs/hib/Sonder_HIB_02_09.pdf, (03.02.2010).

Die ambulanten ehrenamtlichen Hospizbegleitungen liegen laut der HPCV-Studie 2008 um ein Mehrfaches über dem prozentualen Anteil der stationären Betreuungszahlen.[20] Tabelle 7 zeigt darüber hinaus die Entwicklung der Hospizdienste in einem Zeitraum von 1996 bis 2008.

Tab. 7: Entwicklung der Hospizdienste und Palliativstationen in Deutschland von 1996 bis 2008 (in absoluten Zahlen)

	1996	1998	2000	2001	2002	2003	2004	2005	2006	2007	2008
Ambulante Hospizdienste	264	507	600	981	956	1001	952	1042	1079	1097	1084
Stationäre Hospize	29	48	75	123	125	140	137	144	142	158	163
Palliativstationen	24	37			76	97	93	104	126	156	158
Summe	317	600	710	1179	1157	1238	1182	1290	1347	1411	1405

Quelle: HPCV-Studie: Hospizliche Begleitung und Palliative-Care-Versorgung in Deutschland 2008: 20, http://www.hospize.de/docs/hib/Sonder_HIB_02_09.pdf, (03.02.2010)

Zwischen 1996 und 2008 stieg der Anteil ambulanter Hospizdienste in Deutschland um etwa ein Vierfaches an. Stationäre Hospize verdoppelten ihre Anzahl zwischen 2000 und 2001 von 62 auf 123. Die weitere Zunahme um 40 auf 163 Stationen bis zum Jahr 2008 ist in diesem Zeitraum von sieben Jahren ähnlich der Entwicklung zwischen 1996 und 2000, in der 31 stationäre Hospize eingerichtet wurden.

---

20   Vgl. HPCV-Studie: Hospizliche Begleitung und Palliative-Care-Versorgung in Deutschland 2008, http://www.hospize.de/docs/hib/Sonder_HIB_02_09.pdf (03.02.2010).

3. Studien zum Sterbeort

Die These der Institutionalisierung des Sterbens gehört zu den häufigsten Zeitdiagnosen der thanatosoziologischen Literatur. Im vorangehenden Kapitel zur Demografie des Sterbens deutet sich jedoch ein differenzierteres Bild des Sterbens in modernen Dienstleistungsgesellschaften an und so ergibt sich die Frage, wo die Menschen wirklich sterben und welches Wissen hierüber in der Gesellschaft vorliegt. Ziel des folgenden Kapitels ist eine Zusammenfassung wichtiger Studien zum Thema „Sterbeorte" und eine Dokumentation der dort genannten Fragestellungen, untersuchten Themen und empirischen Befunde.

3.1 Sterbeorte in Deutschland

90% der Deutschen geben in Umfragen an, dass sie sich wünschen, zuhause zu sterben (vgl. Ochsmann et al. 1997: 3). Aktuelle Studien zeichnen ein ähnliches Bild. So geben in einer Studie in Jena die meisten Befragten an, zuhause sterben zu wollen (vgl. Oorschot et al. 2004). In den von Ochsmann et al. (1997) aufgeführten Studien geben 75% der Befragten in Deutschland an, zuhause sterben zu wollen (vgl. Ochsmann et al. 1997: 5).

Zur Überprüfung der These, dass sich das Sterben in Deutschland weitestgehend in Krankenhäuser und Pflegeeinrichtungen verlagerte, führte der Arbeitskreis Thanatologie in Rheinland-Pfalz Daten der Sterbefallzählkartenstatistik und Informationen zu den Sterbeorten der Leichenschauscheine zusammen.[21] In den 1995 ausgewählten Regionen in

---

21 In Deutschland werden Sterbeorte nur auf den Leichenschauscheinen amtlich festgehalten, die von den örtlichen Gesundheitsamtsbezirken dezentral verwaltet werden. Dies macht eine Untersuchung zu Sterbeorten sehr aufwendig, wie dies z.B. durch die vom Interdisziplinären Arbeitskreis Thanatologie der Johannes Gutenberg-Universität Mainz 1997 dargelegt werden konnte (vgl. Ochsmann et al. 1997). Hier konnten aus der sogenannten Sterbefallzählkartenstatistik (Statistische Landesämter) die in digitalisierter Form gespeicherten und nach Wohnorten der Verstorbenen geordneten Angaben des Geburts- und Sterbedatums, des Geschlechts, des Familienstands, ggf. das Alter des Ehepartners, Wohnort, Religionszugehörigkeit und Todesursache mit dem

Rheinland-Pfalz starben demnach 44,1% der Menschen im Krankenhaus, 12,8% im Altenheim und 37,3% in der eigenen Wohnung (vgl. Tabelle 8).

Tab. 8: Sterbeorte in Rheinland-Pfalz 1995

Sterbeorte	N = 12227	Prozent
Altenheime	1559	12,8
Krankenhaus	5393	44,1
Eigene Wohnung	4551	37,3
Andere Wohnung	305	2,5
Sonstiger Ort	205	1,7

Quelle: Ochsmann et al. 1997: 13

Es ist festzustellen, dass sich Mitte der 1990er die Todesfälle zu
56,9% in einer Institution und zu 39,8% in einer Privatwohnung ereigneten. Zu dieser Zeit starben also viel mehr Menschen zuhause als Schätzungen vermuteten und es internationale Vergleiche erwarten ließen (vgl.
Ochsmann et al. 1997: 33).

Es besteht ein bedeutender Zusammenhang zwischen Alter und
Sterbeort. Mit zunehmendem Sterbealter wird häufiger in Altenheimen
verstorben. In der Studie zeigt sich eine Wechselwirkung zwischen Alter
und Geschlecht, denn der Anteil der im Altenheim verstorbenen Personen steigt mit der Altersgruppe und liegt bei den Frauen immer höher als
bei den Männern. Für das Krankenhaus gilt dies umgekehrt, denn mit
zunehmendem Alter wird weniger in Kliniken gestorben und der Ge-
schlechtsunterschied immer ausgeprägter. Besonders auffallend ist in
Rheinland-Pfalz, dass von den unter 80-Jährigen über die Hälfte im

---

Ereignisort des Todes auf dem Leichenschauschein (Gesundheitsamtsbezirke)
verknüpft werden. Dies ermöglichte die Untersuchung des Einflusses demografischer Variablen, wie Alter, Geschlecht und Familienstand oder den Einfluss der Todesursachen und soziostrukturellen Faktoren, wie Bevölkerungsdichte, Dichte der Krankenhausbetten, freipraktizierender Ärzte und Ärztinnen, Sozialstationen und Altenheime, auf die Verteilung von Sterbeorten (vgl.
Ochsmann et al. 1997: 5).

Krankenhaus sterben. Hier bestehen keine geschlechtsspezifischen Unterschiede (vgl. Ochsmann et al. 1997: 33). Das Sterben zuhause variiert nur sehr geringfügig und liegt zwischen 37,7% bei den 70- bis 79-Jährigen und 43% bei den über 90-Jährigen (vgl. Ochsmann et al. 1997: 15f.).

Das Geschlecht hat einen signifikanten Einfluss auf die Verteilung der Sterbeorte. Frauen sterben mit 19,5% häufiger als Männer (8,1%) in Altenheimen. Männer sterben zu 47,2% häufiger im Krankenhaus als Frauen mit 40%. Der Anteil von Männern (41,8%) und Frauen (38,7%), die in einer Privatwohnung sterben, unterscheiden sich nur geringfügig (vgl. Ochsmann et al. 1997: 17ff.). Der Familienstand hat den größten Einfluss auf den Sterbeort. Verheiratete sterben mit 49,1% vorwiegend in Krankenhäusern oder zu 43,1% zuhause. Seltener sterben Verwitwete mit 38,3% in Krankenhäusern. Die Möglichkeit, zuhause zu sterben, haben am wenigsten die Ledigen mit 28,2% oder Geschiedene mit 38,4% (vgl. Ochsmann et al. 1997: 20) Im Altenheim sterben vergleichsweise häufig ledige (27,3%), verwitwete (19,6%) und geschiedene Personen (19,2%). Verheiratete machen unter denen im Altenheim verstorbenen Personen nur einen Anteil von 5% aus (vgl. Ochsmann et al. 1997: 33).

Soziostrukturelle Einflussgrößen auf den Sterbeort zeigen sich in ländlichen Strukturen, in denen mit 46,2% eher in einer Privatwohnung als zu 38,8% im Krankenhaus gestorben wird. In Städten ist dies genau umgekehrt (38,4% in der Privatwohnung vs. 43,4% im Krankenhaus). Mit dem Urbanisierungsgrad nimmt auch das Sterben in einer Institution zu (vgl. Ochsmann et al. 1997: 25). Die Bevölkerungsdichte hat hingegen keinen Einfluss auf den Sterbeort (vgl. Ochsmann et al. 1997: 27). Erst die Dichte der zur Verfügung stehenden Krankenhausbetten macht einen besonderen Unterschied aus. Ist die Bettendichte hoch, so sterben 45,1% im Krankenhaus und 35,9% in einer Privatwohnung. Ist die Dichte niedrig, wird zu 45,1% in Privatwohnungen und zu 40,8% im Krankenhaus gestorben (vgl. Ochsmann et al. 1997: 28). Eine hohe Versorgungsdichte durch frei praktizierende Ärztinnen und Ärzte bewirkt, dass seltener in einer Privatwohnung (37,2%) gestorben wird (vgl. Ochsmann et al. 1997: 29). Die Dichte von Sozialstationen hatte Ende der 1990er

Jahre in Rheinland-Pfalz keinen Einfluss auf den Sterbeort (vgl. Ochsmann et al. 1997: 30).

Die in der Studie festgestellten Zusammenhänge zwischen der Verteilung der Sterbeorte und demografischen Variablen, Todesursachen
sowie soziostrukturellen Faktoren legen die Vermutung nahe, dass in den
nächsten Jahren das Sterben in Institutionen weiter zunehmen wird und
eine Trendwende zum häuslichen Sterben, wie sie von der Hospiz-
Bewegung angestrebt wird, nicht für die gesamte Bevölkerung gleichermaßen und nur in Ballungszentren zu erwarten ist (vgl. Ochsmann et al.
1997: 3).

Eine aktuelle Befragung von 272 palliativ betreuten Patient(inn)en
und 74 Hinterbliebenen in Jena ergab, dass, wenn sich die von ihnen befragten Patient(inn)en es sich hätten aussuchen können, 75% gerne zuhause und 3% in einer anderen Privatwohnung, z.B. bei Kindern oder
anderen Verwandten, sterben würden. 15% gaben als gewünschten Sterbeort das Krankenhaus an (vgl. Oorschot et al. 2004: 993). Tatsächlich
sind jedoch 33% der Patient(inn)en in einer Privatwohnung verstorben,
8% im Alten- oder Pflegeheim und 59% im Krankenhaus (vgl. Oorschot
et al. 2004: 996).

42 Hinterbliebene (58%) gaben an, der tatsächliche Sterbeort hätte
dem gewünschten Sterbeort entsprochen, 20 Hinterbliebene (28%) ver-
neinten die Frage. 10 Befragte sagten, dass sie dies nicht wüssten (14%).
Es besteht ein hochsignifikanter Zusammenhang zwischen dem „Sterbeort Zuhause" und dem Sterben am gewünschtem Ort: Diejenigen, die
zuhause starben, hatten sich dies auch als Sterbeort gewünscht. 3 von 6
im Pflegeheim Gestorbenen gaben diesen auch als gewünschten Sterbeort an. Bei 15 von den 36 auf einer Normalstation gestorbenen Pati-
ent(inn)en war dies auch der gewünschte Sterbeort. 4 von 5 auf der Intensivstation verstorbenen Patient(inn)en hatten sich vorher gewünscht,
nicht dort zu sterben. Ebenso stellte sich heraus, dass Patient(inn)en mit
Patientenverfügung signifikant häufiger an dem von ihnen gewünschten
Ort starben (vgl. Oorschot et al. 2004: 996f.). Eine Patientenverfügung
stellt damit eine wichtige Kommunikationshilfe über die gewünschten
Sterbeumstände dar.

Als Ursachen für die Diskrepanz zwischen gewünschtem Sterbeort und tatsächlichem Sterbeort wurden gesundheitliche und medizinische Gründe genannt. Im Einzelnen wurde die „Hoffnung auf Besserung bis zuletzt" als Ursache für das Sterben im Krankenhaus von den Hinterbliebenen angeführt, die eine Distanz zum nahestehenden Tod ausdrückt. Weitere Gründe waren eine Zustandsverschlechterung und Defizite in der pflegerischen Versorgung am Wohnort zuhause (vgl. Oorschot et al. 2004: 996).

Darüber hinaus wurde festgestellt, dass Informations- und Kommunikationsdefizite zwischen allen Beteiligten bestehen, wenn es um die Wahl des Sterbeortes und die auszumachenden Möglichkeiten, diesen Wunsch zu realisieren, geht. Dabei stellt sich die Frage, ob eine gegenseitige Partizipation im Entscheidungsprozess möglich oder realistisch ist. Die Ergebnisse in Bezug auf die Informiertheit über die als überwiegend gut bis sehr gut bewerteten Behandlungsschritte, im Vergleich zu den durch die Patient(inn)en schlechter eingeschätzten Informationen über Prognoseaussichten, geben Hinweise auf Kommunikationsdefizite. So bewerten Ärzte die Informiertheit und den Status der Aufgeklärtheit der Sterbenden durchweg höher ein, als die Patient(inn)en selbst. Die Ursachen hierfür sind unbekannt. Ambivalenzen seitens der Patient(inn)en, es z.B. gar nicht so genau wissen zu wollen oder unzureichende Aufklärung oder misslungene Kommunikation seitens der Ärzte, könnten hierfür Gründe sein (vgl. Oorschot et al. 2004: 997).[22]

Auch wenn eine Entlassung nach Hause und die Sicherung einer palliativmedizinischen ambulanten Betreuung Kennzeichen der Patien-

---

22   „Das Gesetz definiert die Patientenverfügung als schriftliche Festlegung einer volljährigen Person, ob sie „in bestimmte, zum Zeitpunkt der Festlegung noch nicht unmittelbar bevorstehende Untersuchungen ihres Gesundheitszustands, Heilbehandlungen oder ärztliche Eingriffe einwilligt oder sie untersagt" (§§ 1901a Absatz 1 des Bürgerlichen Gesetzbuchs – BGB). (…) Auf diese Weise können Sie Einfluss auf eine spätere ärztliche Behandlung nehmen und damit Ihr Selbstbestimmungsrecht wahren, auch wenn Sie zum Zeitpunkt der Behandlung nicht mehr ansprechbar sind" (Bundesministerium für Justiz 2009: 6). Schätzungen gehen von einem Anteil von ca. 10-14% der Gesamtbevölkerung aus, die eine Patientenverfügung verfasst haben (vgl. Lang/Wagner 2007).

tenorientierung am Lebensende ist, zeigt sich in dieser Studie, dass auch weiterhin die Versorgung von Sterbenden Aufgabe des Krankenhauses bleibt. Das Krankenhaus ist auch ein gewünschter Sterbeort. Hinterbliebene sagten ebenso aus, dass das Sterben im Krankenhaus ihr Wunsch gewesen sei, da sich medizinisch keine Alternative geboten hätte. Zudem stellt das Krankenhaus eine enorme Entlastungsmöglichkeit für Angehörige dar (vgl. Oorschot et al. 2004: 997ff.).

In ihrer Studie „Places of Death from Cancer in a Rural Location" aus Sachsen greifen Papke und Koch (2007) das Phänomen auf, dass, obwohl sich die meisten Menschen - insbesondere an bösartigen Neubildungen erkrankte Personen - einen Tod zuhause in Begleitung von Verwandten und Freunden wünschen, dies in unserer Gesellschaft aber nicht im wünschenswerten Umfang ermöglicht werden kann. Sie weisen darauf hin, dass die bisher modellhaften weitverbreiteten Home-Care-Programme leider aufgrund fehlender Kooperation und Qualifikation des deutschen Gesundheitsversicherungssystems nicht weiter verwirklicht wurden (vgl. Papke/Koch 2007: 105). Die Ergebnisse der in den Jahren 1997-2003 anhand der Totenscheinunterlagen von krebserkrankten Verstorbenen des Landkreises Sächsische Schweiz durchgeführten Studie zeigen, dass die Sterbeorte dort (bis auf die Jahre 2001 bis 2003) ausbalanciert waren. In diesen beiden letzten Jahren wurde mehr im Krankenhaus als zuhause verstorben. Die Alten- und Pflegeheime bleiben marginal in ihrer Rolle als Sterbeort, wenn Patient(inn)en an Krebs erkrankt sind (vgl. Papke/Koch 2007: 106). In kleinstädtischen oder ländlichen Wohngebieten ist eine gleichmäßige Verteilung des Sterbeortes Krankenhaus oder Zuhause unter Patient(inn)en mit malignen Tumoren zu beobachten. Leiden die Patientinnen an einem Mammakarzinom, so ist die Wahrscheinlichkeit, dass sie zuhause sterben, leicht erhöht, wie besonders seit dem Jahr 2001 zu beobachten ist (vgl. Papke/Koch 2007: 107). Dabei ist nicht ganz eindeutig, ob es sich bei diesen Ergebnissen nicht um ein deutsches Spezifikum handeln könnte. Die Sterbeorte könnten im Fall des Mammakarzinoms auch von Veränderungen im deutschen Gesundheitssystem abhängig sein, wie z.B. in dem Fall, dass eine Bezahlung von Medikamenten in ambulanter Betreuung ermöglicht wurde und hierdurch eine Veränderung eintrat, die es

ermöglichte, Brustkrebspatientinnen nach 2001 weniger oft im Krankenhaus und häufiger zuhause sterben zu lassen (vgl. Papke/Koch 2007:
108).

Die vorliegenden Ergebnisse veranschaulichen die soziologische Perspektive des Untersuchungsgegenstandes Sterbeort. Das Abbild der bestehenden Rahmenverhältnisse ist klar: Entgegen der allgemeinen Erwartung hat die Häufigkeit des Sterbens im Krankenhaus nicht zu, sondern
vielmehr hat sie seit den 1990er Jahren abgenommen. 2005 starben 47,3
Prozent aller Verstorbenen im Krankenhaus (vgl. Göckenjan 2008: 9f.).
Ein Vergleich mit denen von Schmied (1985: 42) aufgeführten Anteilen
von Verstorbenen in Krankenhäusern in den 1960er und 1970er Jahren
zeigt eine relative Stabilität der Prozentwerte. So lag die Rate der Verstorbenen im Krankenhaus 1962 bei 45,4%, 1972 bei 53,5% und 1975
bei 54,5% aller Sterbenden. In Pflegeeinrichtungen wird der Anteil auf
20 bis 30% geschätzt, womit der Anteil des Sterbens in der eigenen bzw.
in der Wohnung von Verwandten bei 20 bis 30% liegt. Erwartet wird ein
weiteres Sinken des Anteils Sterbender in Krankenhäusern und ein Ansteigen in Pflegeeinrichtungen, während der Anteil des häuslichen Sterbens stabil bleiben wird (vgl. Göckenjan 2008: 9f.).

3.2 Zuhause sterben gleich besseres Sterben in Belgien?

Wie Cohen et al. (2006) feststellen, ist die allgemeine Vorstellung zum
Ort des Sterbens gleichzeitig mit einer Idee gleichgesetzt, der Sterbeort
bestimme als eine Art Parameter die Güte der Versorgung zum Lebensende. Forschung zum Lebensende geht häufig mit der Annahme einher,
a priori sei das Sterben zuhause die bessere Form. Dem ist aber nicht
unbedingt so, denn Sterben kann für alle Beteiligten auch zu Überforde-
rungen führen. Eher sei einer Definition des „guten Sterbens" zuzu-
stimmen, welche dem Wunsch des Sterbenden entsprechen sollte. Untersuchungen zeigen, wiederkehrend und unabhängig der zugrundeliegen-
den Population, einheitliche Ergebnisse in der Präferenz gegenüber dem
Sterben zuhause. Dieser Umstand veranlasste Cohen et al., Sterbeorte
anhand von 55.772 Todesbescheinigungen der Verstorbenen (älter als

ein Jahr) im Jahre 2001 in Flandern (Belgien) zu untersuchen (vgl. Cohen et al. 2006: 320).[23] Ergebnisse der Studie sind, dass der Ort des Sterbens von verschiedenen Faktoren abhängig ist: von der Todesursache, von den Charakteristiken der Patientinnen und Patienten, vom Wohnort und den Eigenschaften des Gesundheitssystems (vgl. Cohen et al. 2006: 320f.). 53,7% verstarben im Krankenhaus, 19,8% im Pflegeheim und 24,3% zuhause. Zuhause starben am häufigsten Erkrankte, die an kardiovaskulären Defekten (30,5%) oder an malignen Tumoren (29,1%) litten.

Der Sterbeort in Abhängigkeit von demografischen Merkmalen der Patient(inn)en zeigt folgendes Bild: Zuhause sterben Männer häufiger als Frauen, Menschen mit einem höheren Bildungsgrad häufiger als mit einem niedrigerem, Verheiratete häufiger als Unverheiratete und 33% derer, die zuhause gelebt haben, sterben auch dort. Im Krankenhaus sterben vorwiegend Alleinstehende (vgl. Cohen et al. 2006: 321ff.).

---

23   Aus einer Verbindung dieser Todesbescheinigung mit Daten aus der Gesundheitsstatistik bildete man als abhängige Variable die Sterbeorte „Zuhause", „Krankenhaus", „Pflegeheim", „Öffentliche Straße", „Arbeitsplatz" oder „Anderer". Für die Wahl der vier unabhängigen Variablen bildete man folgende vier Typen von Faktoren, die auch in anderer Literatur überwiegend verwendet wird: Soziodemografie, Klinikdaten, Wohnort, Gesundheitssystem (vgl. Cohen et al. 2006: 320). Die Besonderheit dieser Studie ist, eine vollständige Population eines Staatsgebiets innerhalb eines Zeitraumes von einem Jahr anhand von Angaben auf Sterbezertifikaten zu untersuchen. Dadurch erreicht sie eine hohe Verlässlichkeit, die dadurch limitiert wird, dass in den Todesbescheinigungen nicht noch umfangreichere und genauere Angaben zum Einkommen der Verstorbenen oder ihrem Haushalt, qualitative Informationen über den Sterbeprozess, wie Krankheitsverlauf oder die Vorhersehbarkeit des Todes, die Verwendung oder Notwendigkeit spezieller Therapien fehlen. Die fehlende Angabe der Präferenz des Verstorbenen zum gewünschten Ort des Sterbens ist ebenso ein sehr wichtiges Defizit (vgl. Cohen et al. 2006: 324ff.).

3.3 Sterbeorte in der deutschsprachigen Schweiz

Fischer et al. (2004) führen eine Studie zu Sterbeorten in Form einer Zufallsstichprobe amtlicher Totenscheine des Bundesamts für Statistik (BfS) durch. Sie untersuchten Todesfälle, die sich im Zeitraum vom 1. Juni bis zum 30. Oktober 2001 in der deutschsprachigen Schweiz ereigneten.[24] Gefragt wurde ...

- nach den Entscheidungen, die den Todeseintritt beschleunigt hatten,

- nach der Todesursache

- und dem Sterbeort.

Verglichen mit den 1986 für die gesamte Schweiz erhobenen Daten konnte festgestellt werden, wie der Tod bis zum Jahr 2001 in Alters-, Kranken- und Pflegeheimen von 14% auf 33.5% zunahm und die Fälle des Sterbeorts „Krankenhaus" innerhalb der letzten 25 Jahre von 55% auf 37.2% abnahm (vgl. Tabelle 9).[25] Somit ist eine Umverteilung des Sterbeortes vom Krankenhaus in das Pflegeheim zu konstatieren, wodurch der Grad der Institutionalisierung des Sterbens gleich geblieben ist (vgl. Fischer et al. 2004: 471f.).

---

24 Die den Totenschein ausstellenden Ärztinnen und Ärzte wurden anhand eines vierseitigen Fragebogens zu den konkreten Todesfällen befragt (N=4991), woraus sich 3358 auswertbare Datensätze ergaben. Dies entspricht einem Rücklauf von 67%. Soziodemografische Daten zu den Verstorbenen wie Alter, Geschlecht, Staatsangehörigkeit, Zivilstand und Religion wurden den Totenschein entnommen (vgl. Fischer et al. 2004: 469).

25 Der sichere Vergleich des Sterbeortes Zuhause von heute mit älteren Daten ist aufgrund unterschiedlicher Erhebungsarten nicht möglich, doch vermuten die Autor(inn)en hier nur eine geringfügige Veränderung (vgl. Fischer et al. 2004: 469ff.).

Tab. 9: Häufigkeitsverteilung der Sterbeorte in der deutschsprachigen Schweiz 2001

Sterbeort	Anteil %	Altersgruppenanteil	Zivilstand	Häufigste Erkrankung
Spital	37,2	Überwiegend 60- bis 80-Jährige, weniger über 90-Jährige	Verheiratete, Verwitwete oder Singles	Neoplasie, Herzkreislauferkrankungen
Alten-/ Pflegeheim	33,5	Überwiegend über 80-Jährige	Mehr Frauen als Männer, häufiger Verwitwete als Verheiratete	Nervensystem und Herzkreislauferkrankungen
Zuhause	22,7	Überwiegend unter 80-Jährige	Mehr Männer als Frauen	Herzkreislauferkrankungen

Quelle: Fischer et al. 2004: 469ff.

Die Autor(inn)en weisen darauf hin, dass die gefundenen Zusammenhänge zwischen Zivilstand (Verheiratet), Geschlecht (Männer) und dem Sterbeort (Zuhause) mit dem Vorhandensein potenzieller Pflegekräfte in einer Familie, wie z.B. die Ehefrau oder die Kinder/Töchter, in Beziehung gesetzt werden müssen (vgl. Fischer et al. 2004: 473).

In ihrer Schlussbetrachtung verweisen die Autor(inn)en auf die Folgen des demografischen Wandels und den zunehmenden Anteil von alten Menschen und alleinstehenden Frauen. Eine gleichzeitige Zunahme von Pflegebedürftigkeit wird durch die potenzielle Verbesserung der Medizin nicht erwartet. Die Bedeutung der Alters- und Pflegeheime als Sterbeorte wird zunehmen und entsprechend wird die Zahl dieser Einrichtungen ansteigen. Dies entspricht der Annahme von Göckenjan (2008). Angehörige werden laut der Autor(inn)en aufgrund der Zunahme von Berufstätigkeit in Zukunft größere Schwierigkeiten haben, ihre Verwandten zu betreuen (vgl. Fischer et al. 2004: 473f.).

3.4 Bekanntheit von Hospizen und Sterbeorten in Thüringen

In einer Studie über Hospize und Sterbeorte in Thüringen (Dreßel et al. 2001) stellt sich heraus, wie wenig bekannt Hospize in der Bevölkerung sind.[26] Hospize sind, wenn nach der persönlichen Erfahrung mit einem Hospiz oder seiner allgemeinen Bekanntheit gefragt wurde, weniger bekannt als Pflegedienste, Pfarrer und die Sozialstation und liegen an letzter Stelle. Nur 4% gaben an, Hospize schon einmal persönlich kennengelernt zu haben. 53% kannten Hospize dem Namen nach und 41% kannten sie gar nicht. Bekannt sind Hospize besonders Personen mit Pflegeerfahrung von Sterbenden oder der Erfahrung eines Todes im Umfeld der Befragten (vgl. Dreßel et al. 2001: 10ff.). Von denen, die Hospize kannten, stellten sich diese hauptsächlich als kirchliche Einrichtung (29%) vor oder dachten, ein Hospiz sei eine Pflegeeinrichtung (28%). Dass es sich hierbei um einen Ort der Sterbebegleitung handelt, meinten 18%. 13% bezeichneten das Hospiz als einen Ort des „würdevollen Sterbens" (vgl. Dreßel et al. 2001: 13f.).

Über Erfahrungen mit Sterbenden berichteten ein Drittel der Befragten. Hierbei handelte es sich überwiegend um verwitwete, ältere und weibliche Befragte, die wesentlich häufiger eine Pflegeerfahrung angegeben hatten. Die Tätigkeiten, welche die Befragten schon selbst während einer Sterbebegleitung gemacht hatten, waren: Gespräche führen (46%), zuhören (33%), im Haushalt geholfen (18%), spezielle Wünsche erfüllt (24%), schweigend dabeigesessen (18%), persönlich beim Tod dabei ge-

---

26 Die Studie „Sterben und Tod in Thüringen" wurde im Rahmen des Lehrforschungsprojektes „Organisiertes Sterben" 2001 der Friedrich-Schiller-Universität Jena durchgeführt. Im Zeitraum vom 28. Februar bis zum 26. April 2001 befragte man die anhand eines dreifach geschichteten Zufallsverfahrens aus der Wohnbevölkerung Thüringens ausgewählten 644 Personen (älter als 18 Jahre) in mündlich-persönlich standardisierten Interviews zu Hospiz, Erfahrungen in der Pflege von Sterbenden, Einstellungen gegenüber Tod und Sterben, zum ritualisierten Umgang mit Tod und Trauer, Bedürfnissen von Pflegenden und Angehörigen von Sterbenden, Einstellungen zu Sterbehilfe und Patientenverfügung.

wesen (18%) und gepflegt zu haben (4%).[27] Der hauptsächliche Grund
für die Pflege eines sterbenden Menschen war die enge Beziehung zu
ihm (87%) und das Gefühl, sich dazu verpflichtet zu fühlen (45%). Nur
ein geringer Anteil (12%) der Befragten wurde explizit von den Angehörigen gebeten, die Pflege zu übernehmen. Die Autorinnen legen dies so
aus, als ob die Pflegebereitschaft allein eine individuelle, aufgrund persönlicher Nähe vollzogene Entscheidung sei, die durch keine normativen
oder extrinsischen Motive beeinflusst seien (vgl. Dreßel et al. 2001:
15ff.).[28]

95% der Personen, die Erfahrungen mit der Pflege Verstorbener hatten, sammelten diese mit einem nahen Verwandten. Falls der Kreis der
Familie zur Unterstützung der Pflege verlassen werden musste, so erfrag-
ten Angehörige zu 87% Hilfe bei Ärztinnen und Ärzten und nahmen zu
40% Pflegedienste in Anspruch (vgl. Dreßel et al. 2001: 18ff.). Dreßel et
al. (2001: 22) stellen besonders heraus, dass gerade die Personen, welche
schon einmal persönlich Pflegeerfahrungen mit anderen Sterbenden gemacht haben, nach deren Tod für sich selbst kaum Hilfe außerhalb des
privaten Umfeldes in Anspruch nehmen. Die Angaben zu einer gewünschten Unterstützung für die Pflege eines Sterbenden sind bei den
Befragten mit und ohne Pflegeerfahrung ziemlich ähnlich und beziehen
sich als erstes auf den Wunsch nach besserer finanzieller Unterstützung
durch den Staat (je 53%) und ein besseres Verständnis im Umfeld (mit
Erfahrung: 55%, ohne: 43%) oder Zuspruch von Freunden (mit: 54%,
ohne: 42%) sowie die zeitweilige Entlastung durch Pflegeunterstützung
von Verwandten (mit: 43%, ohne: 39%). Im Antwortverhalten der Befragten mit und ohne Erfahrung lässt sich beobachten, dass die unter-
stützende Rolle der Familie für Pflegende sehr wichtig ist. Etwas, welches Befragte ohne Erfahrung schwächer bewerten und somit vielleicht
unterschätzen (vgl. Dreßel et al. 2001: 20).

---

27   Mehrfachantworten waren möglich.
28   Diese Ansicht widerspricht jedoch dem Anteil von knapp der Hälfte aller Be-
      fragten (45%), die sich aus Verpflichtung dazu entschlossen haben. Dies ist als
      Hinweis für die Erfüllung normativer Erwartungen zu interpretieren (vgl.
      Dreßel et al. 2001: 15ff.).

In der Studie von Dreßel et al (2001) werden ebenfalls Zusammenhänge zwischen dem Wunsch, zuhause zu sterben und verschiedenen
soziodemografischen Merkmalen untersucht. Abbildung 3 zeigt die soziodemografische Zusammensetzung derjenigen Befragten, die angeben, in
der eigenen Wohnung sterben zu wollen.

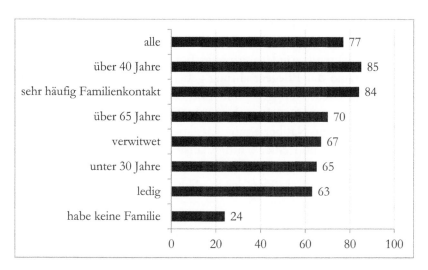

Abb. 3: Gewünschter Todesort: Eigene Wohnung (Angaben in Prozent)[29]

Hier stellt sich besonders die Rolle einer im Hintergrund vorhandenen Familienstruktur heraus, die in der Lage wäre, die oder den Sterben-
de/n bzw. Befragte/n zuhause zu versorgen. Diesen 84% mit sehr häufi-
gem Familienkontakt zur eigenen Familie stehen 24% der Befragten ohne Familie gegenüber. Dass die Aussage über den gewünschten Sterbeort
ein Gradmesser der Beziehungsstärke oder des Identifikationsgrades der
Befragten mit Familienstrukturen zu sein scheint, zeigt sich auch an anderen Ergebnissen. Jüngere Menschen, Verwitwete und Ledige geben
seltener die eigene Wohnung als gewünschten Sterbeort an (vgl. Dreßel
et al. 2001: 37f.).

---

29   Nach Subgruppen mit signifikanter Abweichung vom Mittelwert differenziert
      (644 Interviews). Quelle: Dreßel et al. 2001: 38.

Auch wenn sich 77% der Befragten die eigene Wohnung als Sterbeort gewünscht wird, so wissen die Befragten gleichzeitig um den häufigsten, tatsächlich auftretenden Sterbeort. Nur noch 31% der Befragten geben hier die eigene Wohnung an. 33% nennen das Krankenhaus als häufigsten Sterbeort und 22% nennen das Alten- und Pflegeheim. Die
Mehrheit vermutete, in Zukunft würde häufiger in Alten- und Pflegeheimen verstorben (vgl. Dreßel et al. 2001: 39).

Die einmal gemachte Erfahrung der Pflege eines Verstorbenen wirkt
nicht demotivierend, sondern ermutigt Befragte, dies in Zukunft wieder
zu tun. Befragte mit Pflegeerfahrung geben zu 50% an, fachliche Beratung zu wünschen. Befragte ohne Pflegeerfahrung wünschen zu 41%
fachliche Beratung. Dreßel et al. (2001: 23f.) sprechen an dieser Stelle
von einer durch die Nahbeziehung entstandenen Hinwendung zum Sterbenden im Alltag und einer Entdramatisierung des Todes.[30] Befragt zu
den allgemeinen Einstellungen zu Leben und Tod gaben die Thürin-
ger(innen) ein Bild ab, in dem das Sterben und der Tod nicht verdrängt
oder ausgeblendet werden. Die Antwort auf die Frage, mit dem Tod
bräuchte man sich nicht zu beschäftigen, denn er käme noch früh genug,
oder ob man vor Kindern das Thema Tod und Sterben möglichst lange

---

30   Gefragt nach einer Einstellung zur Sterbehilfe, findet die aktive Form der
     Sterbehilfe zu ca. 75% Zuspruch. 89% der Befragten möchten gerne schmerz-
     frei sterben und wünschten sich zu 66%, ihre Bitte, den Tod herbeizuführen,
     würde befolgt werden. Es sollte aus Sicht von 72% der Befragten erlaubt sein,
     das Leben durch das Abschalten lebenserhaltender Geräte zu beenden. Ganz
     ohne medizinische Hilfe zu sterben, konnten sich nur 46% vorstellen und sich
     im Falle einer aussichtslosen Prognose das Leben zu nehmen, befürworteten
     21%. Die Möglichkeit der Selbsttötung ziehen vorwiegend jüngere Männer
     unter 30 Jahren, ohne Konfession, mit höherer Schulbildung sowie Ledige
     und Verwitwete in Betracht. Wenn die Frage um die Erlaubnis, Geräte ab-
     schalten zu dürfen, gestellt wird, so sind es vor allem die 30-39-Jährigen, die
     dem zu 79% zustimmen würden. Noch stärker befürwortet wurde diese Ent-
     scheidung von den Befragten, die noch keine Erfahrung mit Sterbenden ge-
     macht haben (vgl. Dreßel et al. 2001: 25ff.). 68% der Befragten wollten, dass
     jemand im Falle einer unheilbaren Krankheit ihren Tod herbeiführt. 55% der
     befragten Katholiken gaben dies seltener an als im Vergleich 71% der Konfes-
     sionslosen. Auch hier wirkt die fehlende Erfahrung, Sterbende zu begleiten,
     verstärkend (vgl. Dreßel et al. 2001: 29).

fernhalten solle, teilte die Befragten in zwei Lager, denn Ersterem stimmten 51% zu und die zweite Frage bejahten 49% (vgl. Dreßel et al. 2001:
33f.).

3.5 Einstellungen zum Sterbeort Krankenhaus

Ann Bowling (1983) weist in ihrem Artikel „The hospitalisation of death:
should more people die at home?" auf einen Anstieg der in britischen
Krankenhäusern sterbenden Patient(inn)en hin und steigt in die Debat-
ten über die Angemessenheit des Krankenhauses als Sterbeort ein. Sie
vertritt den Standpunkt, der Tod solle eigentlich eine normale, allseits
vertraute Angelegenheit sein, sei aber zunehmend von der Öffentlichkeit
ferngehalten. Paradoxerweise möchten die meisten jedoch selbst zuhause
sterben. Bowling stellt in ihrer Studie fest, dass dieser Wunsch weniger
aus medizinischen, sondern aus sozialen Gründen nicht verwirklicht
wird. Sie greift das Problem fehlender Versorgungsmöglichkeiten sowie
einen Mangel an Unterstützung von ambulanter Palliativversorgung auf.
Denn nicht die Krankheit selbst und die damit verbundenen medizinischen Versorgungsansprüche, sondern die Belastung der Sterbenden für
die Verwandten ist die Hauptursache, welche den Sterbeverlauf im
Krankenhaus enden lässt (vgl. Bowling 1983: 158).

Bowling hebt hervor, dass trotz gestiegener Angst während des vo-
ranschreitenden Sterbeprozesses, die Befragten immer noch das Familiäre und den Frieden der gewohnten Umgebung zuhause bevorzugen
würden, wodurch die isolierte Betrachtung von Schmerz- oder Symp-
tomlinderung oder -vermeidung von Angstzuständen nicht als alleiniges
Kriterium einer positiven Auffassung der Versorgung Sterbender interpretiert werden kann. Aus Sicht der Verwandten befürworteten diese
ebenso mit der Begründung der besseren Möglichkeit des Abschiedneh-
mens und Trauerns den Sterbewunschort „Zuhause". Gerade im Finalstadium, obwohl Patient(inn)en schon vorher lange Zeit zuhause versorgt wurden, werden Sterbende häufig in Krankenhäuser eingewiesen.
82% der Befragten gaben an, dass keine adäquate Unterstützung zuhause
mehr möglich war und 45% erkannten, dass die Krankenhausversorgung
nötig wurde. Die schlechte Meinung über ambulante palliative Versor-

gung würde durch ebenso geringe Angebote gestützt (vgl. Bowling 1983: 159). Die Verlegung in ein Krankenhaus betrifft nur den kurzen Zeitpunkt zum Ende und es darf auf keinen Fall übersehen werden, dass trotzdem die Versorgungszeit zuhause wesentlich länger als die im Krankenhaus ist. Dies stütze nochmals die Beobachtung, dass nicht die medizinischen Gründe überwiegend waren, warum Patientinnen und Patienten im Finalstadium ins Krankenhaus müssen, sondern die fehlende ambulante palliative Infrastruktur. Verwandte würden mit der Verantwortung allein gelassen, ihnen stünde keine adäquate Information oder Hilfestellung zur Verfügung, was in Notfällen zuhause zu tun wäre. Die Angst vor dem Ungewissen und die Unsicherheit, an wen man sich wenden könnte, veranlasste die Verlegung ins Krankenhaus. Familien sind entgegen der Annahme, sie wollten Verantwortung abgeben, trotzdem immer diejenigen, die die stärkste Ressource in der Versorgung der Sterbenden bilden (vgl. Bowling 1983: 160f.).

Als besonderes Problem stellt Bowling heraus, dass für Angehörige eine hohe Belastung besteht, aber keine Anerkennung der Versorgungsleistung gegenüber den Verwandten aufgebracht würde, was wiederum eine weitere Überlastung bilden könnte. Hinzu käme, dass sich laut Bowling kaum Ärzte und Krankenschwestern finden, die bereit wären, mehr Kranke im Finalstadium zuhause zu versorgen oder Möglichkeiten gesehen werden, eine medizinische Betreuung zuhause zu realisieren. Zuletzt sind Patient(inn)en, obwohl sie diejenigen sein sollten, welche am besten über die Auswahl zwischen dem Sterben zuhause oder im Krankenhaus informiert sein sollten, gerade oft diejenigen, welche über den Verlauf der Krankheit am schlechtesten informiert und aufgeklärt sind (vgl. Bowling 1983: 161).

In diesem Zusammenhang stellen Seibert et al. (1997) in ihrer Studie zur Motivation von Angehörigen, ihre sterbenskranken Verwandten zu versorgen, folgende Ergebnisse vor. Sich für die häusliche Betreuung eines Verwandten zu entscheiden, hat vielschichtige Gründe und hängt vorwiegend mit der emotionalen Nähe der Beziehung zusammen sowie am häufigsten damit, den Verwandten nicht weggeben zu wollen (vgl. auch Dreßel et al. 2001). Es handelt sich um eine Motivation zu pflegen, die keine Bedingungen an den Sterbenden stellt und diese Handlung als

Selbstverständlichkeit betrachtet und nicht infrage stellt. Für Partnerinnen spielt die emotionale Beziehung die Voraussetzung, bedingungslos den Sterbenden zu betreuen, wobei bei Nachkommen eher pragmatische Gründe vorrangig waren, Sterbende zu betreuen, weil diese z.b. nicht mehr alleine zuhause zurechtkamen (vgl. Seibert et al. 1997: 23ff.).[31]

59,6% der Befragten wünschten sich (mehr) Hilfe von institutioneller und/oder privater Seite, insbesondere in der persönlichen Unterstützung. Ebenso fehlte es den Befragten häufig an konkreten und organisatorischen Hilfen bei der Betreuung oder Informationen über den Verlauf der Erkrankung im Finalstadium des Sterbens. Die Befragten wünschten sich als einzelne Forderung oft eine zeitweise Übernahme von Betreuungsaufgaben durch andere, um selbst für einen kurzen Zeitraum von der Betreuung entlassen zu sein. Der Anspruch an externe institutionelle und private Hilfe war bei denen höher, welche Sterbende aus pragmatischen Gründen betreuten als bei denen, die es bedingungslos aus emotionaler Nähe gegenüber dem Sterbenden machten. Emotionale Bedingungslosigkeit bei den Betreuenden bedeutet, im Nachhinein die Begleitung positiver zu bewerten als diejenigen, die es aus pragmatischen Gründen getan hatten. Abschließend wurde festgestellt, dass Befragte sich durch die Betreuung haben sensibilisieren lassen und unabhängig von der Ausgangsmotivation dies zum Beweggrund machten, aktiv im

---

31 Die International Work Group on Death, Dying, and Bereavement (2006: 651f.) unterscheiden allgemein vier Faktorengruppen, die dem persönlichen, interpersonellen und organisatorischen Bereich zuzuordnen sind und Einfluss auf die Motivation der Betreuungspersonen haben: 1) „other-directed factors" (z.b. altruistische Werte und Einstellungen), 2) „ego-directed factors" (z.B. persönlich erlebte Verluste, Persönlichkeitseigenschaften wie Empathie, Offenheit oder Sensibilität), 3) „circumstantial or occidental factors" (z.B. einzige/r Angehörige/r des Sterbenden, geschlechtsspezifische Aufgabenteilung) und 4) „social and cultural factors" (z.B. zur Verfügung stehende Ressourcen, Institutionen). Zugleich thematisieren die Autoren auch mögliche negative Konsequenzen der Pflegetätigkeit. So kann es zu Entfremdung bzw. Depersonalisierung gegenüber der/dem Sterbenden kommen, zu Veränderungen des Lebensstils, negativen Auswirkungen auf das physische und emotionale Wohlbefinden oder Veränderungen des Selbstkonzeptes (z.B. aufgrund der Wahrnehmung der eigenen Sterblichkeit) (vgl. International Work Group on Death, Dying, and Bereavement 2006: 657f.).

Umgang mit dem Tod und dem Sterben gesellschaftlich tätig zu werden
(vgl. Seibert et al. 1997: 46f.).

3.6 Die Rolle von pflegendem und nichtpflegendem Personal

Jenull-Schiefer et al. (2006) äußern die These, dass Veränderungen des
Sozialsystems und die gesellschaftliche Verdrängung des Alters zur Institutionalisierung betagter Menschen führten, wodurch das Sterben häufiger als bisher an Spezialisten übergeben würde. Ihre unter diesem Blick-
winkel durchgeführte Studie untersuchte Belastungen durch den regel-
mäßigen Umgang mit Sterbenden.[32]

20,8% des nichtpflegenden Personals und 18,1% des pflegenden Personals hatten Schwierigkeiten mit Bewohnerinnen und Bewohnern über
deren nahenden Tod zu sprechen. 24,3% des nichtpflegenden Personals
und 28,1% des pflegenden Personals scheuten sich, mit den Angehörigen
über das Sterben zu sprechen. Das nichtpflegende wie auch das pflegende Personal würde sich von einer Vernetzung verschiedener Berufsgruppen versprechen, die Sterbequalität in Pflegeheimen zu erhöhen (vgl.
Jenull-Schiefer et al. 2006: 311ff.). Das nichtpflegende Personal, wie z.B.
Reinigungskräfte, spielt eine bisher wenig bemerkte und doch sehr ge-
wichtige Rolle bei der Kommunikation zwischen den Patient(inn)en und
den Angehörigen und ist hierin voll eingebunden. Nahezu 80% der beiden Berufsgruppen finden es nicht schwierig, über den Tod zu sprechen,
verfügen aber ebenso über Mechanismen, Tod und Sterben zu verdrän-
gen. Jenull-Schiefer et al. stellten bei den Befragten auch widersprüchliche Aussagen fest, welche unter Umständen auf Ambivalenzen in Bezug
auf den Umgang mit dem Tod hindeuten. So gaben 55,6% des nichtpflegenden Personals und 34,2% des pflegenden Personals an, dass es
schwierig sei, sich selbst abzugrenzen. Auf der anderen Seite gaben aber
11,2% des nichtpflegenden Personals und 8,4% des pflegenden Personals an, nur geringe Belastung durch die Konfrontation mit dem Sterben

---

32 Hierzu wurde Pflegepersonal und nichtpflegendes Personal (N=894) in 49
    Pflegeheimen des Bundeslandes Kärnten/Österreich in den Jahren 2003 bis
    2004 befragt (vgl. Jenull-Schiefer et al. 2006: 308ff.).

zu verspüren. Männer und Frauen machen ähnliche Angaben. In Bezug auf das Alter des Personals konnte tendenziell festgestellt werden, dass älteres Personal eher in der Lage zu sein scheint, über das Sterben mit den Bewohnerinnen und Bewohnern sowie den Angehörigen zu sprechen. Bei jüngerem Personal hingegen bestand eine höheres Interesse, sich mit Sterben und Sterbenden insofern auseinanderzusetzen, da hier vermehrt der Wunsch ausgesprochen wurde, Weiterbildungsmaßnahmen zu diesem Themenfeld besuchen zu können (vgl. Jenull-Schiefer et al. 2006: 312).

3.7 Synopsen zu Sterbeorten allgemein und nach Krebserkrankung

In den folgenden Tabellen 10 und 11 werden wichtige internationale Studien zum Sterbeort zusammengefasst. Die Synopsen geben eine Übersicht im zeitlichen Vergleich älterer Studien von 1982 bis zu den aktuellen Sterbeortstudien des Jahres 2010. Die Studien selbst befassen sich nicht explizit mit Fragen zur Verteilung von Sterbeorten, sondern beziehen sich originär auf inhaltliche Fragestellungen zum Sterbeort aus medizinischer oder soziodemografischer Sicht. In Tabelle 10 werden Studien zu Sterbeorten *ohne besondere Krankheitsmerkmale* der Sterbenden, in Tabelle 11 speziell die Sterbeorte *nach einer Krebserkrankung* aufgelistet. Die Sterbeorte Krankenhaus, Alten- oder Pflegeheime und Zuhause oder Privatwohnung sind in der in Tabelle 10 dargestellten Synopse ungleich verteilt. Der Sterbeort Krankenhaus ist im Vergleich zu anderen Sterbeorten unabhängig vom Erhebungszeitraum oder Ort stets der häufigste Sterbeort. Die Zahl der im Krankenhaus sterbenden Patient(inn)en fällt aber je nach Land oder Region sehr unterschiedlich aus. Sie differieren zwischen 37,2% in der Deutsch-Schweiz, 39,8% in Dänemark oder 63% in Belgien (Brüssel). Es entwickelten sich darüber hinaus in den vergangenen Jahrzehnten verschiedene Tendenzen. In der Deutsch-Schweiz nahm der prozentuale Anteil Sterbender im Krankenhaus beispielsweise zwischen 1969 und 2001 von 56% auf 37,4% ab. Diese abnehmende Tendenz ist in den USA zwischen 1980 und 1998 von 54% auf 41% ebenso festzustellen. In England und Wales hingegen nahm das Sterben

im Krankenhaus zwischen 1966 und 1976 sowie 1981 und 2001, trotz
der weltweiten Vorreiterrolle der Hospizbewegung, zu.

Allgemein ist eine Umverteilung des Sterbeortes vom Krankenhaus
in das Pflegeheim zu erkennen, wodurch der Grad der Institutionalisierung des Sterbens gleich geblieben ist (Fischer et al. 2004), aber nicht
bemerkenswert zunimmt. Der Sterbeort Alten-/Pflegeheim ist in seinem
Auftreten je nach Region oder Land ebenfalls sehr unterschiedlich stark
verteilt. Die Zahl nimmt überall gleichermaßen zu, doch fallen die Verhältnisse der Zunahme unterschiedlich aus. 2001 sterben in der Deutsch-
Schweiz 33,5% in Alten-/Pflegeheimen, was eine Verdopplung seit 1986
darstellt. In Österreich liegen die Zahlen zwischen 13,4% im Jahr 1995
und 15,2% im Jahr 2010. Das Sterben zuhause nimmt ab und erreicht in
jeder Studie als aktuellsten Wert ca. 22%. Ausnahmen bilden hier Rheinland-Pfalz mit 37,3% im Jahr 1995, Mannheim mit 29,1% im Jahr
1991/1993 oder Jena mit 33,7% im Jahr 2003/2004.

Tab. 10: Synopse 1 der Häufigkeitsverteilungen von Sterbeorten allgemein (Angaben in Prozent, eigene Darstellung)

Autor(in)	Jahr	Ort	Jahr der Erhe-bung	Stich-probe (n)	Kranken-haus	Alten-(Ah) oder Pflege-heim (Ph)	Zuhause (Zh) oder Privat-wohnung (Pw)
Lerner	1982	NY City	1955 1967	ca. 80.000	k.A.	k.A.	31,4 Pw 24,2 Pw
Bowling	1983	England, Wales	1966 1976	k.A.	54 60-70	k.A.	k.A.
Cartwright	1991	England, Wales	1969 1987	k.A.	k.A.	k.A.	42 Zh 24 Zh
Clifford et al.	1991	Victoria (AU)		k.A.	57	14 Ph	21 Pw
Ochsmann et al.	1997	Rhein-land-Pfalz (D)	1995	19.672	44,1	12,8 Ah	37,3 Zh
Bickel	1998	Mann-heim (D)	1991 - 1993	958	49,7	21,2	k.A.
Davison et al.	2001	Belfast (IR)	1977 1987 1997	k.A.	50 40 42	13 25 23	35 k.A. 28
Fischer et al.	2004	Deutsch-Schweiz	1969 1986 2001	58.002 60.105 3.358	56 55 37,2	k.A. 14 Ah 33,5 Ah	38 28 Zh 22,7 Zh
Flory et al.	2004	USA	1980 1998	35,2 Mio.	54 41	16 22	17 22
Ahmad/ O´Mahony	2005	Wales	1981 2001	35.015 32.966	56,7 61,7	5,7 16,2	k.A.
van Oor-schot et al.	2005	Jena (D)	2002/ 2003	90	52,3	12,8	33,7
Cohen et al.	2006	Flandern (BE)	2001	55.759	53,7	19,8 Ph	24,3 Zh

Autor(in)	Jahr	Ort	Jahr der Erhebung	Stich-probe (n)	Kranken-haus	Alten- (Ah) oder Pflege-heim (Ph)	Zuhause (Zh) oder Privat-wohnung (Pw)
Cohen et. al	2007	Flandern DK SE CH	2001/ 2002	12492	50 39,8 43,9 37,3	21 30,6 33,6 33,7	26,5 25,4 21,2 22,7
Lang et al.	2007	Deutsch-land	CAPI Online	197 195	46,4 51,9	9,9 14,3	35,9 26,5
Kröger	2008	Deutsch-land	CAPI Online	202 195	46,1 50	9,4 10,5	31,2 25,7
Gomes/ Higginson	2008	England, Wales	1974 2003	k.A.	k.A.	k.A.	31 18
Houttekier et al.	2009	Brüssel (BE)	2003	3672	63	21,6	15,1
National End of Life Care Intel-ligence Network	2010	England	2008	471092	58	9 Ah 7 Ph	19
Mikulasek	2011	Öster-reich	2002 2010	76131 77199	55,3 52,0	12,5 15,2	27,5 26,83

CAPI: Computer Assisted Personal Interview, k.A.: keine Angabe.

Tabelle 11 gibt einen Überblick über die Sterbeorte im Zusammenhang mit Krebserkrankungen. Sterbende mit der Todesursache Krebs sterben in Mallorca und der Sächsischen Schweiz wesentlich ausgewogener entweder in einem Krankenhaus oder zuhause. Alten- und Pflegeheime spielen in der Betreuung von Krebskranken in den vorliegenden Studien insgesamt bisher noch eine untergeordnete Rolle. Die Zahlen von Schweden, England und Jena zeigen, dass auch Krebskranke häufiger in einem Krankenhaus sterben als zuhause, jedoch liegt die Zahl der zuhause sterbenden Personen in England und im Einzugsbereich von Jena relativ hoch zwischen 26,5 und 33 %.

Tab. 11: Synopse 2 der Häufigkeitsverteilungen der Sterbeorte von Krebserkrankten (Angaben in Prozent, eigene Darstellung)

Autor(in)	Jahr	Ort	Stichproben-Beschreibung, Erhebungs-jahr	Kranken-haus	Alten-(Ah) / Pflege-heim (Ph)	Zuhause (Zh)/ Pri-vatwoh-nung (Pw)
Catalan-Fernandez et al.	1991	Mallorca	Nachkommen von an Krebs gestorbenen (=aKg), medical records	55	0	45
Axelsson/ Christen-sen	1996	Schweden	Krebspatien-ten	64	24 Ph	12
Higginson et al.	1998	England	1985 1994 (aKg)	58 47,3	k.A.	27 26,5
van Oor-schot et al.	2004	Jena/ Thüringen (D)	Tumorpatien-ten, Hinterbliebe-ne	59	8	33
Papke/ Koch	2007	Sächsische Schweiz (D)	1999 2000 2001 2002 2003 (aKg)	50 47 45 54 51	4 7 10 7 9	46 46 45 39 40

3.8 Zusammenfassung und kritisches Fazit

Das Krankenhaus ist der häufigste Sterbeort, doch die Angaben zu diesem Sterbeort differieren im Ländervergleich. In der deutschsprachigen Schweiz (37,2%) sterben weitaus weniger im Krankenhaus als in Belgien (63%). Wohingegen in manchen Ländern das Sterben im Krankenhaus abnahm, stieg es in anderen Ländern wie z.B. in England und Wales in den vergangenen Jahrzehnten an. Durch eine Verlagerung des Sterbeorts vom Krankenhaus in das Alten-/Pflegeheim ist der Grad der Institutionalisierung gleich geblieben. Der Sterbeort Alten-/Pflegeheim in seinem Auftreten variiert je nach Region oder Land stark, doch die Zahl derer, die in dieser Institution sterben, nimmt überall gleichermaßen zu.

Die Wahrscheinlichkeit, in einem Krankenhaus oder Altenheim zu sterben, steigt mit dem entsprechenden strukturellen Angebot der zur Verfügung stehenden Krankenhaus- oder Altenheimbetten an. Ist die Bettenzahl der Krankenhäuser wie auch der Altenheime in der Nähe des Wohnortes gering, so steigt die Wahrscheinlichkeit, in einer Privatwohnung zu sterben (vgl. Ochsmann et al. 1997).

Es besteht ein bedeutsamer Zusammenhang zwischen dem Alter und der Verteilung der jeweiligen Sterbeorte. Nimmt das Sterbealter zu, so steigt der Anteil der Todesfälle im Altenheim, während der des Krankenhauses fällt (vgl. Bickel 1998, Ochsmann et al. 1997). Das Sterben zuhause variiert nur geringfügig ab der Altersgruppe der über 59-Jährigen und es zeigt sich keine einheitliche Tendenz. Das Geschlecht ist an den jeweiligen Sterbeorten unterschiedlich verteilt. So sterben Frauen häufiger als Männer in Altenheimen (19,5% vs. 8,1%), wohingegen Männer häufiger als Frauen in Krankenhäusern (47,2% vs. 40%) und zuhause (41,8% vs. 38,7%) sterben (vgl. Ochsmann et al. 1997). Ochsmann et al. (1997) setzen die in ihrer Studie gefundenen Geschlechtsunterschiede in einen Zusammenhang mit dem Sterbealter, da Frauen dieser Stichprobe mit durchschnittlich 81,6 Jahren signifikant älter waren als Männer (76,7 Jahre).

Der Familienstand hat den größten Einfluss auf den Sterbeort und Ledige sind mit 27,3% im Vergleich zu verwitweten (19,6%), geschiedenen (19,2%) und verheirateten Personen (5%) am stärksten im Altenheim vertreten. Im Krankenhaus sind der hohe Anteil von Verheirateten (49,1%) und der niedrige von Verwitweten (38,3%) unter den hier verstorbenen Personen auffällig. Auch in einer Privatwohnung sterben Verheiratete (43,1%) häufiger als Geschiedene (34,4%) und Ledige (28,2%) (vgl. Ochsmann et al. 1997). Darüber hinaus zeigt sich eine Wechselwirkung zwischen Familienstand und Geschlecht (vgl. Bowling 1983, Ochsmann et al. 1997, Streckeisen 2001). So sterben ledige Männer vergleichsweise häufiger in Krankenhäusern (56%) und weniger oft in Privatwohnungen (26,7%), während sich der Sterbeort bei den ledigen Frauen vom Krankenhaus (38%) auf das Altenheim (31,9%) verlagert. Dieser Zusammenhang zeigt sich auch bei Verwitweten: Verglichen mit Männern sterben verwitwete Frauen weniger oft im Krankenhaus (Frauen: 37,1% vs. Männer: 42,3%) und häufiger im Altenheim (Frauen: 20,7% vs. Männer: 15,7%). Es zeigen sich keine Geschlechtsunterschiede in der Verteilung der Sterbeorte von Verheirateten (vgl. Ochsmann et al. 1997).

Der Wohnort bzw. der Urbanisierungsgrad hat einen häufig bestätigten Einfluss auf den Sterbeort. So steigt die Wahrscheinlichkeit, in einem Krankenhaus zu sterben, in urbanisierten Regionen gegenüber den ländlichen Regionen an (vgl. Streckeisen 2001). Mehr Menschen auf dem Land sterben zuhause und das Altenheim als Sterbeort ist in ländlichen Regionen selten (vgl. Catalán-Fernandez et al. 1991, Cohen et al. 2006, Gomes/Higginson 2008, Ochsmann et al. 1997, Papke et al. 2007).

Abschließend muss die Bedeutung von Patientenverfügungen als individuelle Determinante des Sterbeorts hervorgehoben werden (vgl. auch Kapitel 6.6). Es stellt sich heraus, dass Patient(inn)en mit Patientenverfügungen signifikant häufiger an dem von ihnen gewünschten Ort verstarben (vgl. Oorschot et al. 2004, 2005). Eine Patientenverfügung stellt damit eine wichtige Kommunikationshilfe über die gewünschten Sterbeumstände dar.

Für Gronemeyer (2005: 210) ist faktisch eine Institutionalisierung des Sterbens zu sehen, jedoch propagiert das „rhetorische Ideal" nach wie vor ein Sterben in der Familie. Die Studien zeigen eindeutig auf, dass es mehrheitlich auch dem Wunsch der Menschen entspricht, zuhause zu sterben. Den Kliniktod als „einsamen Tod" (Ariès 2005) zu bezeichnen, entspricht jedoch nicht der Realität und stellt ein einseitiges Szenario der modernen Gesellschaft dar. So konnte Bowling (1983) beispielsweise zeigen, dass viele Sterbende erst in der letzten Phase in ein Krankenhaus gebracht wurden und zuvor lange und intensiv von ihren Angehörigen betreut wurden. In diesem Zusammenhang ist das Sterben im Krankenhaus oft in gewisser Weise auf medizinische Gründe im Finalstadium zurückzuführen, die aber vielmehr auf den Mangel an Palliativ-Netzwerken in häuslicher Umgebung und nicht etwa auf eine fehlende Bereitschaft

der Angehörigen zur Pflege der Sterbenden hinweisen. Die Frage, in-
wieweit tatsächlich eine gesunkene Bereitschaft der Familien zur Betreuung Sterbender gegenüber früheren Zeiten vorliegt, ist ebenfalls unge-
klärt.

Die relativ hohen Schätzungen von 20% bis 30% relativieren zudem
die Institutionalisierungsthese des Sterbens: Ein nicht geringer Anteil der
Sterbenden stirbt auch zuhause. Für Rheinland-Pfalz wird sogar ein Anteil von 39,8% festgestellt, die in einer Privatwohnung sterben (vgl.
Ochsmann et al. 2006). Das Sterben in Institutionen erweist sich damit
nicht ausschließlich als „Normalfall" (Feldmann 2004b: 281) der modernen Gesellschaft. Zudem gibt es Anzeichen für eine Verlagerung des
Sterbens von Krankenhäusern in die Altenpflegeheime (vgl. Göckenjan
2008, Ochsmann et al. 2006). Auch die kulturpessimistische Feststellung
einer „Aussonderung der Sterbenden aus der Gemeinschaft der Lebenden" (Feldmann 1990: 150), die u.a. auf die Zunahme der Berufstätigkeit
und die gesellschaftliche Emanzipation der Frauen zurückgeführt wird,
muss kritisch hinterfragt werden. Von einer „Erosion der Familie", die
ihre Sterbenden in die Kliniken schickt, weil sie keine Zeit hat oder sich
die Betreuung nicht zutraut oder weil angeblich keine Familie mehr vorhanden ist, so wie Gronemeyer (2007: 18) es propagiert, kann ebenfalls
nicht gesprochen werden. Die Zahlen zur Pflegetätigkeit von Frauen
(Kapitel 2.4) geben hier ein vollständig anderes Bild. Frauen sind im öffentlichen wie auch im privaten Leben Hauptbetreuerinnen von Kranken
und Sterbenden (vgl. Seale 1995: 107).

Die Studien verdeutlichen ebenfalls, dass Sterbeorte nicht zufällig
verteilt sind, sondern soziale Regelmäßigkeiten aufweisen. Soziodemografische Zusammenhänge ergeben sich zum Beispiel im Hinblick auf
den Urbanisierungsgrad, Geschlecht, Familienstand und sozialen Status
(z.B. Oorschot et al. 2004, Ochsmann et al. 1997, Cohen et al. 2006,
Dreßel et al. 2001). So sind es insbesondere Männer, Verheiratete und
Personen mit höherem sozioökonomischen Status, die zuhause sterben.
Der Sterbeort „Zuhause" erweist sich damit als an verschiedene Voraussetzungen gebunden: a) individuelle Faktoren (z.B. Motivation der Angehörigen durch Verpflichtung oder emotionale Bindungen), b) soziale
Faktoren (Familienstand, Geschlecht, sozioökonomischer Status) und c)

institutionelle und strukturelle Rahmenbedingungen (z.B. ambulante palliative Betreuung (vgl. Schäfer 2008)).

Die Studien geben ebenfalls Hinweise auf die mit der Betreuung von Sterbenden verbundenen emotionalen Belastungen der pflegenden Angehörigen (z.B. Cohen et al. 2006, Oorschot et al. 2004) - ein nicht zu vernachlässigender Aspekt in der Diskussion über Sterbeorte und seine Konsequenzen.

Kritisch anzumerken ist der unsystematische Zusammenhang der bisher durchgeführten Studien des komplexen Themas Sterbeort. Sie beziehen sich auf eng gefasste Fragestellungen zur Überprüfung ortsspezifischer Sterbeort-Determinanten mit nicht vergleichbaren Populationen, z.B. eines Bundeslandes oder einer Region, einer Patientengruppe einer Klinik oder verschiedenen Nationen. Zudem berücksichtigen diese Studien nicht notwendige soziologische Fragestellungen, sondern setzen medizinische und organisatorische Schwerpunkte. Somit wissen wir, wer, an welchem Ort, aus welchen medizinischen oder soziodemografischen Ursachen heraus stirbt. Trotzdem ist unbekannt, wie die Menschen, welche sterben werden oder die für sie Verantwortlichen, zu ihren Einstellungen und zu den im Verlauf des Sterbens zu ergreifenden Entscheidungen oder Handlungen finden. Aus den vorliegenden Studien lässt sich nicht ableiten, wie das Wissen, Wünsche, Erfahrungen, Emotionen und die Kommunikation in den einzelnen Akteuren, im sozialen Umfeld und den darin enthaltenen Netzwerken und ebenso im sozialen Umfeld der Institutionen auf die Einstellung und die Handlung in Bezug auf den Sterbeort wirken. Es ist weiterhin notwendig, sich wesentlich genauer dem Sterben in unserer Gesellschaft wissenschaftlich zu nähern (vgl. Schneider 2005, Göckenjan 2008).

4. Theoretischer Hintergrund

Der Symbolische Interaktionismus bildet die theoretische Grundlage zur Analyse der Sterbeorte in der vorliegenden Untersuchung. Im Folgenden werden die allgemeinen Grundlagen des Symbolischen Interaktionismus aufgezeigt, um diese in einen engen Bezug zum Thema Sterben und Sterbeorte zu setzen.

Soziologische Untersuchungen analysieren Werte und Normen. Das Sterben und die Handlungen der Menschen im Sterbeprozess ist eine mit Werten ausgestattete Dimension der menschlichen Existenz. In jedem Ereignis werden Werte entworfen oder gebildet, welche wiederum die Erfahrung der Beteiligten am Sterbeprozess formen (vgl. Charmaz 1980: 12ff.). Dieser Zusammenhang bildet den konzeptuellen Zugang des Symbolischen Interaktionismus zur Untersuchung des Sterbens und der Sterbeorte.

4.1 Die Wirklichkeit des Todes und der Symbolische Interaktionismus

Der Symbolische Interaktionismus geht davon aus, dass das Selbst und die sozialen Strukturen durch die ständige Interaktion miteinander gebildet werden. Es handelt sich hierbei um eine theoretische Perspektive der Soziologie, welche annimmt, dass Gesellschaft, Wirklichkeit und das Selbst durch einen Interaktionsprozess sozial geschaffene oder soziale Kreaturen sind. Demzufolge ist all das, was wir wissen, wie wir Situationen in der Welt definieren und wer wir sind, durch Interaktionen entstanden (vgl. Mead 1973, Blumer 1969). Die Position des Symbolischen Interaktionismus baut auf der Prämisse auf, dass der *Interaktions*-Prozess auf einem *Interpretations*-Prozess beruht, was zur Folge hat, dass das Individuum durch die interaktionistische Perspektive in seinen Fähigkeiten durch den ständigen Reflexionsablauf stark beansprucht wird. Diese Betonung der Reflexion vermittelt ein Menschenbild, welches von Kreativität und Aktivität geprägt ist. Es stellt den Gegentypus zu dem der Umgebung passiv ausgesetzten Menschen ohne Wahl- und Kontrollmöglichkeit für sein persönliches Auskommen in der Gesellschaft dar (vgl. Mead 1969: 263ff.).

Die interaktionistische Perspektive nimmt an, dass unsere Konzepte zum Sterben, unsere Vorstellungen über die sozialen Bedingungen der Umgebungen, wo gestorben wird, genauso wie die Alltagshandlungen, welche den Prozess des Sterbens bestimmen, sozial entstanden sind. Obwohl Sterben ein biologisches Faktum ist, ist doch dessen Bedeutung ein Ergebnis unserer sozial entstandenen Vorstellungen und Annahmen oder Schlüsse. Wir können aus dieser Sichtweise heraus das Sterben nur im Zusammenhang der mit ihm im sozialen Kontext zusammengebrachten Definitionen und Annahmen über das Sterben verstehen. So kann Sterben z.B. sehr unterschiedlich als Verlust, Verwandlung, dramatisch oder friedlich, je nach der Vorstellung der Einzelnen, betrachtet oder definiert werden (vgl. Bednarz 2003: 53ff.).

Die Bedeutung von Sterben aus der Perspektive des Symbolischen Interaktionismus wird durch die individuellen Erfahrungen entwickelt. Darüber hinaus ist Interaktion selbst ein symbolischer Prozess. Umgekehrt ist die Erfahrung auf Interaktion gegründet. Um mit anderen interagieren zu können, muss den Beteiligten ein Set vernünftiger und gleicher Symbole, aus denen heraus Sinnzusammenhänge und Bedeutungen erschlossen werden können und miteinander geteilt werden, zur Verfügung stehen. In unserem Alltagsleben geht die Nutzung von Sterbe-Symbolen aus unserer Sprache und unserem in der Gruppe miteinander geteilten kulturellen Selbstverständnis hervor. Die Art der entwickelten Bedeutungen eines Symbols kann in verschiedenen Gruppen sehr unterschiedlich und weit auseinandergehend entwickelt sein. Umgekehrt gestalten diese Bedeutungen wiederum die Erfahrungen, welche von den Gruppenangehörigen geteilt werden (vgl. Mead 1973: 160ff.). So bedeutet die kulturelle Variabilität in unterschiedlichen Gruppen, dass die Auffassungen zum Tod und Sterben nicht universal gültig sind. Gruppenmitglieder, die im Zusammenhang mit dem Sterben bestimmte Praktiken vertreten und teilen, können diese mit sehr unterschiedlichen Bedeutungen in Verbindung bringen. Außergewöhnliche *Schlüsselerlebnisse*, die sich vom bisher erlebten wesentlich unterscheiden, veranlassen Individuen, ihre Ansichten und ihr kulturelles Selbstverständnis zu überdenken und in eine andere Richtung zu bringen. Genauso ist das Gegenteil möglich, dass vorher gemachte Erfahrungen und dadurch erlangte Einstellungen und Meinungen durch Erlebnisse bestätigt und gefestigt werden. Ist dies nicht der Fall, so ist aus Sicht des Symbolischen Interaktionismus das Individuum dazu gezwungen, vorher allgemein akzeptierte Meinungen und Einstellungen neu zu interpretieren und wieder neue Bedeutungszusammenhänge herzustellen (vgl. Charmaz 1980: 17).

4.2 Exkurs: Individualisierung

Einerseits ist die und der Einzelne ein unteilbares Grundelement des Sozialen und mit einer Besonderheit und Einzigartigkeit ausgestattet, die auf der anderen Seite mit der Vorstellung vereint werden muss, dass Einzelne als Personen und Rollenträger die gesellschaftlichen Erwartungen erfüllen. In der Soziologie sind Individuen als normorientierte Handelnde, Objekte gesellschaftlicher Zwänge, Angehörige sozialer Gruppen oder Mitglieder von Organisationen Ziel des Forschens, denn nur in gesellschaftlichen Lebenszusammenhängen können Individuen ihre Besonderheiten ausbilden. Individuen sind selbstbewusste Einzelne (Subjekte), welche in der Lage sind, sich selbst zu bestimmen (Subjektivität). Sie sind dabei weder durch ihre biologische Ausstattung noch durch ihre gesellschaftlichen Lebensbedingungen im Handeln, Empfinden oder Denken vollständig determiniert (vgl. Scheer 2003: 134ff.). Dies knüpft an die These der Objektivität von der Gesellschaft durch die Ansicht, Gesellschaft als ein eigenständiges Wesen zu betrachten (vgl. Durkheim 1973 [1897]: 165f.).

Mead's Ausführungen zum Individuum stellen die individuelle Identität nicht als Zustand oder Eigenschaft dar, sondern heben die *prozesshafte Entwicklung* des Individuums im Austausch mit anderen hervor. Die an sie herangetragenen Erwartungen an ihr Verhalten seitens der in der Gesellschaft vorhandenen Anderen, werden mit den Impulsen der individuellen Spontanität ausbalanciert. Mead unterscheidet die gesellschaftliche Seite des Individuums als „Me" von dem Teil des Individuums, in dem die individuelle Spontanität als „I" in der Persönlichkeit entwickelt ist. Soziales Handeln bedeutet für Mead, dass das Individuum in der Lage

ist, sich selbst reflektieren, die sozialen Verhaltenserwartungen zu interpretieren und sich in die Perspektive anderer versetzen zu können. Sozia-
lität und Individualität schließen sich bei Mead nicht gegenseitig aus,
sondern werden trotz eines Widerspruchs als in ihrer Entwicklung abhängig voneinander betrachtet (vgl. Mead 1973: 207ff.). In der Soziologie
heute kommt vielmehr die Vorstellung zum Tragen, dass Gesellschaft
weniger eine Begrenzung oder Beschädigung der Individualität als vielmehr die Voraussetzung ihrer ist (vgl. Scheer 2003: 138). Beck's (1986)
Individualisierungstheorem besagt, dass infolge der ökonomischen, sozialen und kulturellen Entwicklung der Nachkriegszeit eine neue Unmit-
telbarkeit von Individualität und Gesellschaft entstanden sei. Bei der
Entwicklung ihrer Lebenskonstruktion seien Individuen zwar immer
auch von den Gegebenheiten des Arbeitsmarktes, des Bildungssystems
und des Sozialstaates abhängig, doch die Lebensperspektive ist nicht
mehr an die klassen-, schicht- und milieuspezifischen Bedingungen gekoppelt. Die Einzelnen besitzen laut Beck im Gesellschaftssystem der
Nachkriegszeit des westlichen Industrie- und Dienstleistungsstaats im
Wesentlichen die Möglichkeit, sich ihre Biografie nach ihrer eigenen
Vorstellung zu gestalten. Diese Möglichkeit bedeutet jedoch gleichzeitig
eine Ambivalenz der Einzelnen gegenüber der neu gewonnenen Freiheit,
sich andererseits im Zustand der latent drohenden Überforderung in einer komplexen und kulturell pluralisierten Gesellschaft selbst biografisch
bedeutsame Entscheidungen abzuringen (vgl. Beck 1986). Paradox
bleibt, dass der Imperativ der Individualität den Zwang, sich entscheiden
zu *müssen*, mit sich bringt (vgl. Kron/Horáček 2009: 120ff.).

4.3 Perspektivenwechsel der Sterbeorte

Es lassen sich drei Bereiche abgrenzen, in deren Blickfeld der Tod und
das Sterben in unserer Gesellschaft problematisiert werden und in denen
sich die Gesellschaft der vergangenen dreißig Jahre verändert hat (vgl.
Charmaz 1980). Die Darstellung dieser drei Bereiche ermöglicht auch
gleichzeitig einen Zugang zur Sterbethematik: erstens die Perspektive,
welche aus der Desillusionierung in Bezug auf die Institution Wissenschaft entsteht; zweitens die Perspektive, aus der heraus festzustellen ist,

dass in der heutigen Gesellschaft plurale Formen des Sterbens möglich sind, wie es z.b. die begriffliche Unterscheidung des medikalisierten Sterbens und des natürlichen, gezähmten oder guten Sterbens nahelegt (vgl. Kellehear 2007: 2). Sozialhistorisch macht es Sinn, das Sterben, wie Kellehear vorschlägt, wie folgt zu betrachten:

> „[...] dying as a self-conscious anticipation of impending death and the social alterations in one's lifestyle promoted by ourselves and others that are based upon that awareness. This is the conscious living part of dying rather than the dying we observe as the final collapsing act of the failing biological machine" (Kellehear 2007: 2).

Die hieran anknüpfende dritte Perspektive im Sterben bietet die Entwicklung der Hospiz-Bewegung (vgl. Dreßke 2008b).

Erster Perspektivenwechsel: Der Glaube an die Wissenschaft hat sich in bestimmten Bereichen gewandelt. Wo zu Beginn des Jahrhunderts noch die meisten Individuen in der Form sozialisiert waren, an den Fortschritt und die Möglichkeiten der Problemlösung durch die Verwendung wissenschaftlicher Erkenntnisse zu glauben, ist man sich heute ebenso über die aus der Wissenschaft hervorgegangenen Probleme bewusst. In einem heranwachsenden ökologischen Bewusstsein wird Natur als nicht mehr nur unendlich reichhaltig betrachtet, sondern man erkennt nun z.b. im Rahmen des Klimawandels und anhand von Auswirkungen einer Ausbeutung natürlicher Ressourcen genau berechenbare Grenzen des Machbaren. Die aus der Industrialisierung hervorgegangenen Technologien beinhalten beides: Bedrohung und Versprechen, was besonders für die Verwendung von Intensivmedizin charakteristisch ist (vgl. Charmaz 1980: 8). Die Wissenschaftsskepsis gegenüber der Medizin ist hier nur ein Merkmal der Desillusionierung. Die Desillusionierung in der Betrachtung des Sterbens hat ihre Ursachen in zwei wichtigen Trends des 20. Jahrhunderts, dem verlängerten Sterben und dem institutionalisierten Sterben (vgl. Ariès 2005).

Zweiter Perspektivenwechsel: Das Sterben liegt nun in der Hand von Medizinern. Die medizinische Entwicklung bringt das Paradox hervor, dass nun die akuten Erkrankungen kontrollierbar scheinen und dadurch gleichzeitig den chronischen Erkrankungen Vorschub leisten. Der übliche medizinische Kontext wird gebildet durch Wissenschaften, Technologien und einheitliche Prozeduren. Der dem Handeln zugrunde liegende Wert ist die Bekämpfung des Todes. Wird bei den Patient(inn)en die Diagnose „Sterben" gestellt, so handelt es sich um ein Scheitern im System Medizin (vgl. Streckeisen 2005: 143f.). Im unpersönlichen und formalisierten Umgang besteht die Möglichkeit, dass Patient(inn)en sich anonym fühlen und einsam ohne menschlichen Kontakt bleiben. In der Arbeitsorganisation der Krankenhausstationen sind in diesem Fall die Bedürfnisse von Patient(inn)en unbemerkt, werden ignoriert oder der Alltagsroutine untergeordnet, wodurch das Sterben für die Betreffenden zu einem fast unbekannten Prozess wird, den sie alleine bewältigen müssen (vgl. Charmaz 1980: 10).

Dritter Perspektivenwechsel: Eine Gruppe von Individuen hatte sich zum Ziel gemacht, diese Umstände zu verändern (vgl. Dreßke 2005: 10ff.). Es sind besonders zwei Dimensionen, in denen die Hospizbewegung seit ihren Anfängen bis heute Veränderungsbedarf sieht und Anlass findet, über bestehende Probleme des Sterbens in unserer Gesellschaft nachzudenken und nach Alternativen zu suchen. Die erste Dimension betrifft die Frage nach dem Wert der relativen Wahlmöglichkeiten, eine Quantität des Lebens um den Preis eines verlängernden Sterbeprozesses zu ermöglichen. In diesem Zusammenhang beklagte Defizite in der Beteiligung der Patient(inn)en an Entscheidungen und fehlende Möglichkeiten der Einflussnahme, führten unter anderem zu einer veränderten Vorstellung des sich vormals vorgestellten raschen und einfachen Todes. Die zweite Dimension betrifft die Qualität des Sterbeprozesses. Hier geht es vornehmlich um die psychologische Perspektive auf den Sterbeprozess und die psychologische Antwort des Einzelnen auf den Tod und das Sterben. Die Entwicklung einer kommunalen freiwillig organisierten Hilfe für Sterbende und die Hospizentwicklung sind verschiedene Formen, persönlichen Einstellungen Einzelner in neuer Form Ausdruck zu verleihen. Es entsteht eine neue Form der Institutionalisierung von Interessen. In diesem Fall ist es eine fundamentale Veränderung des Umgangs mit dem Sterbeprozess und der Trauer, welche besonders daran interessiert ist, eine innere Freiheit der allgemeinen Angst und Verdrängung des Sterbens und des Todes gegenüberzustellen (vgl. Dreßke 2005: 211, 2008a: 20).

Die dem Symbolischen Interaktionismus zugrunde liegenden Annahmen sind im Besonderen, dass die soziale Wirklichkeit aus Prozessen und Veränderung besteht (vgl. Blumer 1973: 101). Daraus folgernd beeinflusst die Gegenwart die Zukunft, allerdings wird sie nicht durch sie determiniert, sondern die Veränderungsmöglichkeit von Gruppen ist in einer gewissen Weise flexibel und breit. Doch selbst diese Veränderungen gründen auf ein geteiltes Verständnis, da sie auf einer gemeinsamen Sprache und Kultur aufbauen. Die miteinander geteilten Meinungen über Tod, Sterben und Sterbeorte werden unter dieser Prämisse analysiert. Einige dieser gemeinsamen Einstellungen können unter Umständen zu Handlungen führen, die den objektiven Interessen vollkommen widersprüchlich sind. So sehen Betroffene keine andere Alternative im Umgang mit ihrem Tod und ihren Ängsten als die, es für sich als letzte Aufgabe zu sehen, damit alleine fertig zu werden. Diese Tatsache entsteht aus einer in einem anderen Kontext der Gesellschaft kommunizierten Annahme heraus, Menschen sollten das Sterben mit sich selbst ausmachen und es wäre unangemessen, über den Tod zu sprechen oder unangenehm, Verwandte mit den eigenen Sorgen zu belasten. Das Pflegepersonal ist unter diesen Bedingungen kaum in der Lage, Sterbenden Zuwendungen zukommen zu lassen oder sich den Sterbenden emotional zu nähern, da die Sterbenden aus der Absicht heraus, niemanden zur Last fallen zu wollen oder dürfen, diese Zuwendungen abblocken (vgl. Bednarz 2003: 87f.). Unter diesen Umständen stellen Individuen Bedingungen und Handlungen in Rechnung, die nicht in ihrem eigenen Interesse sind. Durch die Akzeptanz der allgemeinen Konzeptionen dessen, was getan werden *sollte*, entsteht der Effekt, dass Situationen aufrechterhalten bleiben, die sich für die Betroffenen selbst nachteilig auswirken (vgl. Charmaz 1980: 21f.).

Nach Blumer (1969) beruht der Symbolische Interaktionismus auf drei Grundannahmen, wie Situationen interpretiert und definiert werden:

1. „Human beings act toward things on the basis of the meanings that things have for them" (Blumer 1969: 2).

Die erste Prämisse verweist auf die rationale und pragmatische Ausrichtung des Symbolischen Interaktionismus. Bedeutung ist auf Nützlichkeit und auf praktische Aspekte von Erfahrung bezogen. Auch wenn die rationale Seite der Grundannahme besonders hervorgehoben ist, so dient sie insbesondere dem, aufzuzeigen, wie Bedeutung und Handlung miteinander zusammenhängen. Ein und dieselbe Handlung kann aus zwei verschiedenen Perspektiven von Beteiligten unterschiedliche Bewertungen bewirken. Dies wird an einem Beispiel deutlich, in dem sich Ärztinnen und Ärzte über die Sinnhaftigkeit ihrer Handlung aus ihrer Perspektive sicher sind, da sie sich hier auf Erfahrungen stützen, in denen entsprechende Maßnahmen zum Erfolg geführt haben (vgl. Streckeisen 2008). Für Außenstehende hingegen, wie z.B. Angehörige von alten Menschen, wirkt dieses Verhalten in der für sie aussichtslos scheinenden, die unter Umständen zudem aufgrund der Eltern-Kind-Bindung emotional anders bewerteten Situation, als Quälerei. Dies ist aus Perspektive von Ärzten eine rational sinnvolle Handlung, welche an den Glauben medizinischer Möglichkeiten gekoppelt ist, obwohl es auf die Verwandten verstörend und irrational wirkt. Der Symbolische Interaktionismus betont, dass die Perspektive des Individuums auf eine rationale Basis begründet ist, auch wenn Bedeutungen als implizit oder verdeckt angenommen werden. Der Symbolische Interaktionismus möchte die Einschätzung der Sterbenden zu ihrer Situation und ihren Gefühle als real und wirklich betrachten (vgl. Charmaz 1980: 22f.).

> 2. „The meaning of such things is derived from, or arises out of, the social interaction that one has with one´s fellows" (Blumer 1969: 2).

Die zweite Annahme Blumers verdeutlicht, dass in der interaktionistischen Perspektive Bedeutungen in sozialen Interaktionen generiert werden und als kreativer Prozess betrachtet werden müssen. Diese Annahme, bezogen auf die Meinungsbildung, zeigt den besonderen Unterschied zu den attributiven und zuschreibenden Arten der Meinungsbildung. Ein traditioneller Weg der zuschreibenden Bedeutung ist, dass von den Objekten selbst immer fest eine Bedeutung ausgeht, als ob sie dem Objekt intrinsisch zugeschrieben werden könnte. Aus interaktionistischer Perspektive können Bedeutungen den Objekten nur *verliehen* oder *übertragen* werden. In jedem Fall liegt die Bedeutung nicht im Akt der Handlung selbst, sondern in den Werten, die Menschen diesen Handlungen zuschreiben.

3. „These meanings are handled in, and modified through, an interpretative process used by the person in dealing with the things he encounters" (Blumer 1969: 2).

Die dritte Annahme Blumers betont den interpretativen Prozess, durch den sich Bedeutungen herleiten. Blumer geht davon aus, dass es ein Fehler ist, sie als bloße Anwendung vorher bewährter Bedeutungen zu sehen. Aus Sicht Blumers ist der interpretative Prozess ein internalisierter sozialer Prozess, in dem Personen sich selbst Indikatoren durch Kommunikation setzen, das heißt in einer Art Selbstgespräch klären, wie sie das Erlebte zuzuordnen haben. In diesem Akt können vorher zugeschriebene Bedeutungen, die mit bestimmten Personen, Ereignissen, Abläufen in Verbindung gebracht wurden, sich wandeln oder verändern (vgl. Charmaz 1980: 23f.).

Weil der Symbolische Interaktionismus so viel Gewicht auf die interpretativen Prozesse legt, ist es für den Forschungsprozess notwendig, einen Zugang zu der sozialen Umwelt zu erhalten (vgl. Charmaz 1980: 24). Eine Möglichkeit, die Bedeutung von Tod und Sterben zu untersuchen, ist die, das soziale Umfeld zu untersuchen, in dem diese Personen mit dem Sterben konfrontiert werden (vgl. Glaser/Strauss 2007 [1968], Dreßke 2005). In solch einem Vorgehen erhält die Forscherin und der Forscher Einblick, wie Bedeutungen durch eine miteinander geteilte Sprache und Kommunikation interpretiert werden und die Vermittlung dieser Bedeutungen durch einen sich kontinuierlich hervorbringenden Prozess in der sozialen Interaktion repräsentiert wird. Dem Symbolischen Interaktionismus gemäß erwartet man, dass Sterbende bewusst in der Lage sind, ihre Umgebung wahrzunehmen, diese zu interpretieren, sich daran aktiv zu beteiligen und Entscheidungen zu treffen, da sie sich damit in Beziehung setzen können. Aus dieser Perspektive heraus sind wir somit selbst im Sterben in der Lage, unser eigenes Geschick zu beeinflussen. Die Welt des Todes wird durch Interpretation, Wahl und Handlungen zwischen den Interagierenden gebildet (vgl. Charmaz 1980: 18). Durch diese Kapazitäten reflexiven Denkens können wir die Perspektive der Anderen nachvollziehen und verstehen. Dafür nutzen wir Ausdrucksmittel des Menschen, wie z.B. Stimmmodellierung, Mimik und Körperhaltung. Sie dienen im interaktionistischen Kommunikationsprozess als Symbole, um Handlung, Mimik oder Stimme mit bestimmten

Erfahrungswerten attribuieren können. Ein Selbst zu haben, bedeutet, dass wir uns genauso begegnen können und mit uns umgehen können, wie mit anderen (vgl. Mead 1973: 254ff. und 320ff.). Sterbende Menschen können mit sich selbst umgehen als wären sie Objekte in derselben Weise, wie sie vorher andere Sterbende betrachtet haben und mit diesen umgegangen sind. Durch die bewusste Auseinandersetzung des denkenden Selbst mit seiner Situation unterscheidet das Individuum Objekte und Ereignisse in seiner Umgebung und misst ihnen Bedeutungen bei und stellt sie in Beziehung zu seiner oder ihrer Konstruktion von Handlungsabläufen. Gleichzeitig, da wir auch in der Lage sind, uns als Objekt zu betrachten, können wir Bewertungen unserer selbst erzeugen, die sich von Einschätzungen unserer sozialen Umwelt unterscheiden können. Einige Sterbende definieren sich im Gegensatz zu umstehenden Personen, die sie als Persönlichkeit betrachten, selbst z.B. als Objekte, die der Mühe nicht mehr wert sind, um einer möglichen negativen Bewertung vorwegzugreifen (vgl. Charmaz 1980: 19). Zum einen schaffen die Personen aktiv und beständig die Handlungen, um so die Stabilität zu konstituieren. Des Weiteren sehen sie diese Handlungen dann als gegebene Ansichten, wodurch sie diese als legitimiert einschätzen. Vom interaktionistischen Standpunkt aus betrachtet kann jemand keine stabilen, gefestigten Beziehungen, Szenen, Organisationen oder ein Selbst haben, ohne volle oder zumindest stillschweigende Kooperation der Mitglieder zu besitzen, die diese stabile Situation geschaffen oder gefestigt haben. Auch wenn Handlungen habitualisiert sind, ist die Bandbreite der Interpretationen dieser nur so breit wie dies mit der Anzahl der Gruppenmitglieder möglich ist. Handlung entsteht aus der Wahl des Individuums. Wenn das, was passiert, neu interpretiert ist, dann entstehen neue Richtungen der Handlungsmöglichkeiten, die dann vorgetragen und organisiert werden, welche die Individuen wiederum als allgemein anerkannt und vorab akzeptiert aufnehmen können. Wenn diese Handlungen infrage gestellt werden, so ist es möglich, die Handlungsmuster zu überprüfen und bisher allgemein anerkannte Vorstellungen und Handlungen zu verändern. Zum Beispiel werden im Augenblick die bis dato üblichen Umgangsformen im Sterbeprozess hinterfragt. Konsequenterweise treten nun auch andere Vorstellungen, wie mit Sterbenden umgegangen werden kann,

auf. Daraufhin besteht die Möglichkeit, neue Organisations-Modi auszu-
probieren. Dies wiederum führt zu einer Weiterentwicklung neuer insti-
tutionalisierter Formen des Umgangs mit dem Tod (vgl. Charmaz 1980:
21).

Eine Theorie zu verwenden, die die Wichtigkeit von Gedanken und
Vorstellungen in der Interaktion zwischen den Individuen besonders
hervorhebt, ist eine Stärke des Symbolischen Interaktionismus, die sie
zur Untersuchung des Sterbens und der Sterbeorte prädestiniert (vgl.
Charmaz 1980: 25).

4.4 Die Wahl der Untersuchungsmethode

In einem Untersuchungsfeld, wie dem des Sterbens, in dem bemerkenswert viele Abläufe der sozialen Umwelt unausgesprochen und in den
Einzelnen verborgen ablaufen, sind die Eigenschaften des Symbolischen
Interaktionismus besonders wichtig (vgl. Charmaz 1980: 24f.). Die Frage,
wie individuelle Erlebnisse und Erfahrungen mit dem Sterbeort auf Einstellungen zum Sterbeort wirken, entscheidet, welche Untersuchungsmethode ausgewählt wird, denn …

> „[…] human group life consists of the interplay of "objective" and "sub-
> jective" factors. Both of these factors are declared to be present in any
> and every instance of individual and collective social action, and thus
> both factors must be included in explanations of group life" (Blumer
> 1979: viii).

Dies bedeutet, dass in jeder Form sozialen Handelns das handelnde Individuum oder die handelnde Gruppe mit einem Set von äußeren Bedingungen umzugehen hat, in der Hauptsache einem Set von Gruppenre-
geln, wann und wie zu handeln ist. Diese Bedingungen und sozialen Regeln bestimmen das objektive Setting der vorgegebenen Handlungsweise.
Zur gleichen Zeit begegnet die handelnde Person objektiven Bedingungen mit einem Satz subjektiver Dispositionen, wie zum Beispiel Wünschen, Vorlieben, Hoffnungen, Ängsten, Abneigungen, Intentionen und
Plänen. Soziales Handeln oder das, was Menschen tun, resultiert aus einer Kombination von objektiven Voraussetzungen und Bedingungen
sowie der subjektiven Disposition (vgl. Abb. 4). Diese vom Symboli-

schen Interaktionismus anvisierten Ansatzpunkte sozialen Handelns gilt
es in einer Untersuchung zum Sterbeort zu entdecken.

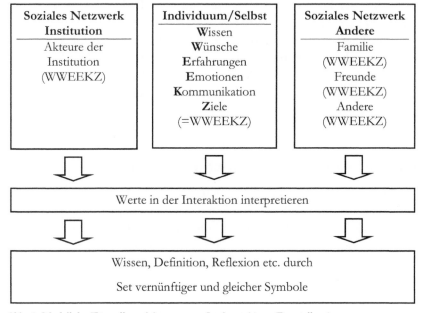

Abb. 4: Modell der Einstellungsfaktoren zum Sterbeort (eigene Darstellung)

Dies bedingt eine Methode, die in der Lage ist, die Rezeption und die
Interpretation dieser Personen aufzunehmen (vgl. Blumer 1979: ix).

Ein weiteres Kriterium der Wahl einer Untersuchungsmethode ist,
dass es möglich ist, das Alltagswissen der Befragten im konkreten Bezug
auf Sterbeorte miteinbeziehen zu können. Alltagswissen, welches selbst
in einer nicht alltäglichen Situation wiederum den Einzelnen dazu dient,
aus dem Wissen um das eigene Selbst, das eigene individuelle Leben anhand sozialer Standards zu ordnen und der Forscherin erkenntnisbrin-
gend zur Verfügung zu stellen (vgl. Winkel 2002: 3). Alltagswissen ist
Ausdruck eines Grundgefühls, wonach das Leben in verschiedene Le-
bensabschnitte geordnet werden kann und von Einzelnen selbstständig
planbar und steuerbar ist. Bezogen auf das Sterben und den Sterbeort
sollte sich Forscher(inne)n darlegen, wie die Erfahrung von Leid infolge
von Misserfolg, Trennung oder Verlust durch den Tod, als unvergleich-

bare individuelle Besonderheit erlebt wurde und sich infolge dessen im Verlauf der Biografie als ein abfragbares Alltagswissen in Einzelnen abbildet (vgl. Hoerning/Alheit 1995: 113f.).

Neben der Biografie der Befragten bildet das Sterben und die Entscheidung für einen Sterbeort eine unter Umständen kürzer dimensionierte Zeitachse und trotzdem muss die gewählte Untersuchungsmethode der phasenweisen Prozesshaftigkeit des Sterbens gerecht werden. Abbildung 5 veranschaulicht den Sterbeprozess.

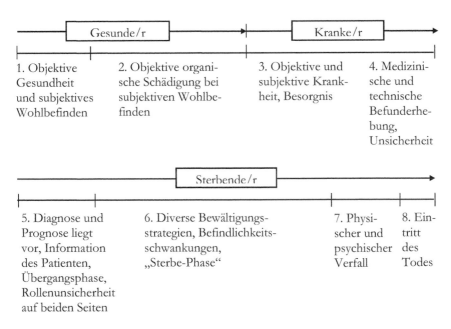

Abb. 5: Beginn und Ablauf des Sterbeprozesses, (Quelle: Wittkowski/Schröder 2008: 15)

Eine Möglichkeit, die sich immer wieder in Untersuchungen zu Sterben und Tod bewährt hat und als allgemein anerkannt gilt, um subjektive Erfahrung zu erfassen, sind Untersuchungen von mündlich produzierten und anschließend verschriftlichten Texten (vgl. Winkel 2002: 94f.).

Im Bewusstsein, dass Handeln und Interviewhandeln im gesellschaftlichen Kontext durch Strukturen und Prozesse beeinflusst sind, von der sie umgeben sind, muss dies auch für die Befragungssituation berücksichtigt werden. Befragte und Fragende formen sich gegenseitig und damit soll auch die empirische Analyse auf diese Kommunikation und seinen kommunikativen Prozess zentral abgestimmt sein (vgl. Froschauer/Lueger 2003: 182). Entsprechend ergeben sich bestimmte Maximen qualitativer Sozialforschung. Qualitative Analysen bilden einen Spezialfall konstruktiver alltäglicher Interpretation und verlangen die Berücksichtigung der Hermeneutik. Die Lehre vom interpretativen Verstehen, Auslegen oder Deuten erfordert von Forscher(inne)n, davon auszugehen, Verstehen als offen, uneindeutig und als prinzipiell unabgeschlossen anzusehen. Dies bezieht sich auf Texte oder Äußerungen, welche immer mehrere Sinnschichten zeigen, als bei einer ersten unstrukturierten Betrachtung zu erkennen sind. Ein dem Forschungsprozess durch die Forschungsfrage verkörpertes Vorverständnis wandelt sich im Verlauf der Interpretation, wodurch sich auch das Verständnis zu einzelnen Teilen des Erforschten wieder weiterentwickelt und verändert wird (vgl. Hügli/Lübcke 2000: 279f.). Die in dem gewonnenen Material repräsentierten sinnhaltigen Strukturzusammenhänge werden verständlich, wenn im Forschungsprozess die Voraussetzung erfüllt ist, dass Forschende über die Fähigkeit der Selbstreflexion und ein möglichst vielfältiges Wissen bezüglich verschiedenster Verstehensoptionen verfügen (vgl. Froschauer/Lueger 2003: 192).

Das Thema »Sterbeorte« wirkt kontextuell auf seine Erforschung. Im Gespräch mit den Befragten wird die Besonderheit, über das Sterben und die Einstellung zum Sterbeort zu sprechen, deutlich. Im weiteren Verlauf des Zusammentragens erhaltener Informationen bestätigt sich ein Grundprinzip qualitativer Analyse, Sinnbezüge nur dann erschließen zu können, wenn der Kontext berücksichtigt wird und verschiedene Kontextbezüge bei der Erhebung und Interpretation von Material reflektiert werden können (vgl. Hermanns 1992: 114). So wirken verschiedene Kontextschichten, wie z.B. eine berufliche und persönliche Erfahrung mit dem Sterben und verschiedenen Sterbeorten, der wissenschaftliche Kontext als Soziologin oder die Unterstützung beratender Ärztinnen und Ärzte, als wissenschaftlicher Bezug und Austausch mit Freund(inn)en als alltagspraktische Kontexte auf die Erkenntnisproduktion ein (vgl. Froschauer/Lueger 2003: 194). Diese besondere Kenntnis der den Sterbeorten und ihrer Akteure eigenen Wirklichkeitskonzeptionen soll die Forschenden in die Lage versetzen, den gemeinten Sinn des Handelns der anderen zu verstehen und zu erklären (vgl. Weber 1972: 1ff., Heckmann 1992: 158).

Somit gilt das qualitative Forschungsgespräch aus forschungspragmatischen und methodologischen Gründen zur Analyse besonders geeignet (vgl. Flick et al. 2000: 25). Die Kommunikation ist das Basiselement sozialer Systeme und sie ist eine Form der einfachen und authentischen Selbstbeschreibung. In den Kommunikationsinhalten sind Elemente der umgebenden Struktur enthalten, die Strukturierungsleistung der Gesprächsteilnehmer(innen) ist direkt zu erkennen und es ermöglicht direkte Reflexion. Probleme ergeben sich aus der geglätteten Darstellung gegenüber Dritten, aus einer perspektivischen und damit selektiven Darstellung, aus empfundenen Erzählzwängen und der gegenseitigen Reaktion der Gesprächsteilnehmer(innen) (vgl. Froschauer/Lueger 2003: 214f.). Das problemzentrierte Interview, das im folgenden Kapitel 5.1 vorgestellt wird, will den Anforderungen von Interpretativität, Offenheit, Prozessualität, Kontextualität und Reflexivität gerecht werden. Im Kern werden Interviews mit Angehörigen, die selbst Sterbende begleitet hatten, analysiert. Diese Interviews sind leitfadengestützte problemzentrierte Interviews (Witzel 1982). Aufgrund der besonderen Emotionalität des Befragungsszenarios werden ebenso Maßgaben des narrativen Interviews berücksichtigt (Schütze 1983).

5. Forschungsdesign

Im Folgenden werden Grundlagen qualitativer Befragungen vorgestellt. Für die Entdeckung neuer Sachverhalte im Zusammenhang mit der Entscheidung für einen Sterbeort wurde ein exploratives Forschungsdesign gewählt. Hierzu zählen das problemzentrierte Interview (Kapitel 5.1) sowie das Auswertungsverfahren der Grounded Theory (Kapitel 5.2). Daran anschließend werden in Kapitel 5.3 die methodischen Elemente ,Fallauswahl' und ,Datenerhebung' beschrieben. Die Beschreibung des Gegenstands und des Ziels dieser Studie (Kapitel 5.4) sowie die Forschungsfragen, die diese Studie leiten (Kapitel 5.5) bilden Brücken zu den in Kapitel 6 aufgeführten Ergebnissen der Studie.

5.1 Das problemzentrierte Interview

Das problemzentrierte Interview ist ein theoriegenerierendes Verfahren, welches eine Offenheit gegenüber dem Forschungsfeld durch den Wechsel von induktiven und deduktiven Vorgehen beibehält (vgl. Witzel 2000: 2, Schmidt-Grunert 1999).[33] Das problemzentrierte Interview wurde als qualitatives Verfahren der Erhebung und Interpretation von Daten entwickelt, um tatsächlich die originären Handlungs- und Bewusstseinsprozesse der Befragten zu erfassen. Es ist an das Verfahren der Grounded Theory angelehnt, um die Kritik an einer hypothetisch-deduktiven Vorgehensweise aufzulösen, aufgrund derer man Daten nur durch ex ante

---

33   Mit seiner Dissertation „Verfahren der qualitativen Sozialforschung – Überblick und Alternativen" liefert Witzel eine grundlagentheoretische Position der interpretativen Sozialforschung, in der aufbauend auf der Ethnomethodologie und dem Symbolischen Interaktionismus seine Kritik der institutionalisierten quantitativen Forschungsmethodologie zum Tragen kommt (vgl. Witzel 1982: 7f.) Witzel nahm die Feststellung, dass die einzelnen Erhebungsformen, wie der standardisierte Fragebogen oder das narrative Interview von Schütze als normierte Datenermittlung nur ungenügend zu situationsadäquaten, flexiblen und die Konkretisierung fördernden Instrumenten dienen (vgl. Witzel 1982: 10). Die Defizite jedes einzelnen Instruments löst er durch ihre Kombination und eine Aufwertung von bis dato nur in der grauen Literatur bekannten Instrumenten auf (vgl. Witzel 1982: 40ff. und 60ff.).

festgelegte Operationalisierungsschritte erfasst und überprüft. Dies soll durch eine naiv-induktivistische Herangehensweise vermieden werden (vgl. Witzel 1982: 64f.).

Die Gegenstandsangemessenheit entscheidet die Wahl der Erhebungsinstrumente, welche im Zusammenhang mit Sterbeprozessen die Konstruktionsweise gesellschaftlicher Wirklichkeit aus der Perspektive der Handelnden erschließen kann. Mit dem problemzentrierten Interview und dessen Bestandteilen des Leitfaden-Interviews als Tonaufzeichnung, einem Kurzfragebogen zu allgemein notwendigen Daten, die den Erzählimpuls der Befragten nicht beeinträchtigen sollen und mit dem Postskriptum, welches Besonderheiten der Erhebungssituation und des Befragtenverhaltens während des Interviews aufnimmt, werden die Grundanforderungen einer gegenstandsorientierten Methodologie erfüllen. Das problemzentrierte Interview hat Vorteile gegenüber anderen Erhebungsformen, wenn es darum geht, sowohl die sozialstrukturelle Einbettung des infrage stehenden Untersuchungsbereiches als auch die jeweiligen Formen der Sinnkonstruktionen der Befragten einzubeziehen. Es macht individuelle und kollektive Handlungsstrukturen und Verarbeitungsmuster gesellschaftlicher Realität erfassbar und geht dabei nicht psychologisierend, klinisch oder diagnostisch vor, sondern setzt an gesellschaftlich-strukturierten Problemen an. Die Befragten bekommen durch thematisch interessiertes Fragen die Gelegenheit zur Selbst- und Verhältnisreflexion, und die Interviewer(innen) können schrittweise ein adäquates Verständnis von einer Problemsicht der Befragten entwickeln (vgl. Witzel 1982: 8).

Aufgrund der besonderen emotionalen Tiefe des zu erinnernden Sachverhaltes gilt es im Besonderen, die Befragung unter die Maxime wissenschaftsethischen Vorgehens zu stellen und sich über Grenzen dieser besonderen Gesprächsführung im Klaren zu sein (vgl. Hopf 2000: 590). Gespräche über Verstorbene können in der Spannbreite des heilsamen Gesprächs bis zur Auslösung einer akuten Lebenskrise Konsequenzen bewirken, über die sich Forscherinnen und Forscher bewusst sein müssen. Es ist also absolut notwendig, den Befragten dies im Vorfeld ebenso wie im Verlauf des Gesprächs nochmals zu verdeutlichen, sich im Antwortverhalten jederzeit an ihrer eigenen Befindlichkeit zu orientieren. Dies ist für beide Gesprächspartner(innen) *das* maßgebliche Kriterium der Gesprächsführung, damit die Intimsphäre der Befragten geschützt ist. Die Forscherin und der Forscher stehen also in einer besonderen Verantwortung, Extremsituationen im Gesprächsverlauf zu kontrollieren und zu entspannen und die Befragten aus dieser Belastung herauszuführen (vgl. Rosenthal 2002).

Im Folgenden sollen die Charakteristiken des problemzentrierten Interviews (Problemzentrierung, Gegenstandsorientierung und Prozessorientierung) sowie die Instrumente genauer beschrieben werden. Witzel wählte als Adjektiv dieser Interviewform *problemzentriert,* ...

> „[...] um deutlich zu machen, daß es uns weder um Sondierungen von Persönlichkeitsmerkmalen noch um eine klinische Zielsetzung geht, sondern um individuelle und kollektive Handlungsstrukturen und Verarbeitungsmuster gesellschaftlicher Realität" (Witzel 1982: 67).

Im tatsächlichen Verlauf bleibt die Untersuchung stets an der soziologischen Problemstellung orientiert. Die Umsetzung der Problemzentrierung wird durch die kritische Verarbeitung einschlägiger Theorien, empirischer Untersuchungen zu dem Themenbereich und amtlicher Daten sowie durch eine Erkundung im Untersuchungsfeld gewährleistet. Hiermit wird von Beginn des Forschungsprozesses an die Theorie mit der Wirklichkeit des Untersuchungsfeldes verbunden. Im vorliegenden Fall ist es möglich, Einstellungsgründe der Befragten gegenüber dem Sterbeort und damit zusammenhängende Handlungen zu erklären und dieses Ziel in jedem Schritt der Forschung zu berücksichtigen – so wie es der Symbolische Interaktionismus impliziert (Kapitel 4). Problemzentrierung wird darüber hinaus durch die Dokumentation struktureller Merkmale des Alltagskontextes und der vorliegenden institutionellen Bedingungen des Problems umgesetzt.

In der vorliegenden Arbeit formt der Sterbekontext der in Deutschland vorhandenen Institutionen und anderer Sterbeorte den Alltagskontext. Dieser wird anhand von Daten zur Demografie des Sterbens in Deutschland sowie Ergebnissen betreffender Studien über Sterbeorte vorgestellt (Kapitel 2 und 3). Somit ist es möglich, das Problemfeld mit den objektiven Rahmenbedingungen, von denen die betroffenen Individuen abhängig sind und welche sie in ihrem Handeln berücksichtigen, zu untersuchen und auf deren Absichten hin zu interpretieren. Der Zweck dieser Vorgehensweise liegt nicht nur darin, Verarbeitungsformen gesellschaftlicher Realität verstehend nachzuvollziehen, sondern ebenso als Forscher(in) im Interview in die Lage zu kommen, inhaltsbezogene und genauere Fragen zu stellen. Darüber hinaus befähigt das Wissen über die vorherrschenden Rahmenbedingungen, kürzelhafte, stereotype oder widersprüchliche Explikationen der Interviewten zu entdecken und entsprechende Nachfragen zur detaillierten Klärung zu stellen. Eine Problemzentrierung zielt auf die Strategie ab, die Explikationsmöglichkeiten der Befragten so zu optimieren, dass sie ihre Problemsicht gegen die Interpretation der Forscherin und in den Fragen implizit enthaltenen Unterstellungen geltend machen können und es ihnen möglich wird, eine eigene Sichtweise auszudrücken und ihre mit den Problemfeldern zusammenhängenden Handlungskonsequenzen selbst zu erkennen und darzulegen (vgl. Witzel 1982: 68f.).

Eine weitere Grundposition des problemzentrierten Interviews ist ihre *Gegenstandsorientierung*. Je nach Untersuchungsgegenstand ist es erforderlich, flexibel mit den ausgewählten Methoden zu verfahren. Die Wahl und der Umgang mit einzelnen Methoden orientieren sich an den durch das Forschungsfeld entstandenen Problemen und daran, wie diese optimal untersucht und dargestellt werden können. Es kann z.B. abhängig von den Fähigkeiten der Befragten notwendig werden, zwischen einem rein narrativen Interview- oder Kommunikationsstil und einem stärker nachfragenden Dialogverfahren zu wechseln. Damit wendet sich Witzel gegen die von ihm kritisierte Praxis, Forschungsmethoden unabhängig vom Gegenstand zu entwickeln oder deren Eignung aufgrund einer häufigen Verwendung in vergleichbaren Forschungsfeldern unkritisch vorauszusetzen (vgl. Witzel 1982: 70f.).

Die *Prozessorientierung* gestaltet den gesamten Forschungsablauf inklusive der Vorinterpretationen und soll der Forscherin und dem Forscher vergegenwärtigen, dass die Untersuchungsergebnisse im Wesentlichen davon abhängig sind, wie im Verlauf einer Befragung sie oder er selbst im Thema reift und es notwendig wird, im Kommunikationsprozess mit den Befragten eine vertrauensvolle Atmosphäre aufzubauen. Es ist eine Grundvoraussetzung, Befragte in ihrer Erinnerung an unter Umständen

schmerzliche oder wenigstens unbefriedigende Situationen in einer gewissen Weise heranzuführen und sie in ihrer Erinnerungsfähigkeit zu
fördern. Im Verlauf eines Gesprächs entwickeln sich immer wieder neue
Aspekte zum Thema und auch Redundanzen. Widersprüchlichkeiten o-
der Missverständnisse können entweder geklärt oder als Ausdruck von
Orientierungsproblemen, Widersprüchen von Interessen, Ambivalenzen
und Entscheidungsdilemmata zur Interpretation oder Erklärung von individuellen Handlungen genutzt werden (vgl. Witzel 2000: 3).

Die Instrumente des problemzentrierten Interviews sind der Kurzfragebogen, der Leitfaden, die Tonaufzeichnung und das Postskriptum.
Der Kurzfragebogen erfüllt die Funktion, mit den im Vorfeld ausgefüllten Fragebögen den Befragten wie auch den Interviewer(inne)n zum
Einstieg ins Gespräch zu verhelfen. Zum anderen kann ein Fragebogen
eine erste Beschäftigung mit dem Thema fördern und Gedächtnisinhalte
aktivieren. Es ist zu beachten, dass der von der Forscherin oder dem
Forscher intendierte Bedeutungsgehalt von Frageformulierungen nicht
mit dem Bedeutungsgehalt der Befragten identisch sein muss (vgl.
Froschauer/Lueger 2003: 35). Auch sollte bedacht werden, die von den
Befragten zu Anfang unter Umständen lückenhaft ausgefüllten Fragebögen mit einem Vertrauensgewinn im Gespräch nach dem Interview noch
einmal zu besprechen, um Lücken oder Fragen aufzuklären (vgl. Witzel
1982: 89f.).

Der Leitfaden soll das Hintergrundwissen thematisch organisieren,
um mit den verschiedenen Interviews - trotz eines narrativen Vorgehens
- eine kontrollierte und vergleichbare Herangehensweise zu gewährleisten. Der Leitfaden dient als Orientierungsrahmen und Gedächtnisstütze
für die Interviewerin oder den Interviewer und unterstützt jene während
der Ausdifferenzierung von Erzählsequenzen der Befragten. Dazu wurde
der Problembereich in einzelne Themenfelder unterteilt, was vorwiegend
der Problemzentrierung dient, welche ohne dieses Hilfsmittel außer
Kontrolle geraten könnte, da der Ablauf, Aufbau, die Dramaturgie und
Reihenfolge des Interviews sich maßgeblich an der Gesprächsstrukturie-
rung der Befragten orientiert (vgl. Rosenthal 2005: 127). Der Leitfaden
begleitet als Hintergrundfolie das Gespräch und ermöglicht im Fall eines
stockenden Gesprächs, ad hoc entsprechend der Situation, Fragen zu

stellen, um vielleicht auch über andere Themen zu ursprünglich anvisierten Themen zurückzufinden. Eine besondere Herausforderung stellt hier
für die Interviewerin und den Interviewer dar, auf der einen Seite den
von den Befragten selbst entwickelten Erzählstrang und dessen imma-
nente Nachfragemöglichkeiten zu verfolgen. Auf der anderen Seite müssen Interviewer(innen) Entscheidungen treffen, an welchen Stellen das
problemorientierte Interesse anhand von Nachfragen zur Ausdifferenzierung der Thematik verfolgt wird (vgl. Helfferich 2005: 147ff.). Um aus
dieser Entscheidungsnotwendigkeit eventuell entstehende Interviewfeh-
ler zu beheben, müssen Interviewer(innen) anhand von transkribierten
Interviews ihr Frageverhalten überprüfen und trainieren. Im Verlauf des
Forschungsprozesses können sich anhand der inhaltlichen und empirischen Erfahrung bestimmte Frageformulierungen herausbilden, welche
den situativen Gegebenheiten angemessener sind als die von den Inter-
viewer(inne)n zu Anfang entwickelten Fragen (vgl. Witzel 1982: 90f.).

Mit der Aufzeichnung des Gesprächs und der anschließenden Transkription liegt den Interviewer(inne)n nicht nur das inhaltlich vollständige Material zur Verfügung, sondern dieses lässt sich auch auf Betonungen, Pausen und Tempi des Gesprächsverlaufs hin genau untersuchen.
Somit ist der gesamte Gesprächskontext, inklusive der Rolle der Inter-
viewer(innen), erfasst und kann in die Analyse miteinbezogen werden
(vgl. Helfferich 2005: 105ff.). Die Aufzeichnung des Gesprächs ermöglicht den Interviewer(inne)n die volle Konzentration auf den Gesprächs-
inhalt, ohne diesen zu verzögern, weil es notwendig würde, Gesprächs-
passsagen langwierig zu protokollieren und das Gespräch nachteilig zu
beeinflussen, da im formalen Klima ohne Blickkontakte Befragte irritiert
oder verunsichert werden könnten (vgl. Witzel 1982: 91). Trotzdem
können Forscher(inn)en im Gesprächsverlauf spontane Interpretations-
ideen aufzeichnen oder Anmerkungen zu nonverbalen Ausdrucksformen
der Befragten machen (vgl. Witzel 2000: 4). Notizen zu den Ahnungen,
Zweifeln, Vermutungen, Situationseinschätzungen und Beobachtungen
des Interviews, welche nonverbal den Kontext und den Ablauf des Gesprächs in besonderer Weise beeinflusst haben, welche aber im Inter-
viewskript nur unvollständig oder gar nicht bemerkt werden, werden in
einem Postskriptum notiert (vgl. Helfferich 2005: 86ff.). Dazu gehört

auch die Kontaktaufnahme vor und die Gesprächssituation nach dem Interview. Dies soll zur Vervollständigung der Problemsicht dienen und den Forscher(inne)n eine detailliertere Analyse des eigenen Vorgehens in der Gesprächssituation und im Umgang mit den Befragten liefern (vgl. Witzel 1982: 91f.).

5.2 Datenauswertung: Grounded Theory

Im Folgenden wird die Analyse des empirischen Materials anhand der Grounded Theory skizziert. Im Einzelnen werden die allgemeinen Grundprinzipien und Verfahren bzw. Vorgehensweisen beim theoretical sampling, der Transkription und der Kodierung dargestellt.

Die Grounded Theory wurde aus einem interaktionistischen Forschungshintergrund heraus als eine Theorie entwickelt, die Möglichkeiten eröffnet, im Rahmen qualitativer Datenanalyse induktive Theorien zu erstellen (vgl. Strauss/Corbin 1996: IX). Sie ist eine auf den Untersuchungsgegenstand bezogene Forschungsmethode zur Theoriebildung, die einen Ausschnitt der sozialen Wirklichkeit aufgreift, diesen Einzelfall untersucht und dann erst zu einer Verallgemeinerung von Daten kommt. Theorien werden also im Zuge der Analyse des empirischen Materials entdeckt und im Forschungsprozess wiederkehrend an diesen Daten überprüft (vgl. Hildenbrand 2000: 33f.). Im Forschungsprozess wird ein beobachtetes Phänomen beschrieben und erfasst sowie deren Besonderheiten, Gemeinsamkeiten und Regelmäßigkeiten offengelegt und zugrunde liegende Typiken entdeckt. Diese Typen können mit ihren kontextuellen Bezügen Bausteine einer immer nur vorläufigen Theorie sein. Datensammlung, Analyse und Theorie stehen in einer wechselseitigen Beziehung. Die systematische Ausarbeitung dieser Daten und deren Analyse dient als Quelle der Theorie, gleich ob diese Idee aus der Sicht von Daten, der Kenntnis anderer Theorien oder aus Erfahrungen entsteht (vgl. Glaser/Strauss 2005: 255ff.). Die Grounded Theory will eine Möglichkeit bieten, methodisch fundiert diese Entdeckung von Theorie praxisorientiert voranzutreiben (vgl. Glaser/Strauss 2005: 11 und 85ff.). Sie gilt als geeignete Theorie, um der Frage nach dem *Warum* sozialen Handelns näher zu kommen, da sie besonders die Teilbereiche der sozialen Welt in der Weise zum Forschungsgegenstand macht, wie sie unmittelbar vorzufinden sind und zudem dem Forschungsverhalten mit seinem prozesshaften Lerncharakter gerecht wird (vgl. Strübing 2004: 75ff., Hildenbrand 2008: 561).

Die Grounded Theory beschreibt damit den auf die Generierung von Theorie zielenden Prozess der Datenerhebung, währenddessen Daten gleichzeitig erhoben, kodiert, analysiert und darüber entschieden wird, welche Daten als nächstes gesucht und erhoben werden sollen. „Theoretical Sampling" oder die „theoriegeleitete Stichprobenziehung" wählt Stichproben nicht nach Kriterien der Repräsentativität, sondern soll Fälle besonders kontrastreich in ihrer Variation darstellen. Das entscheidende Auswahlkriterium ist, ob die Untersuchungseinheit das Wissen über den anvisierten Untersuchungsgegenstand erweitern wird. Zu Beginn werden die ersten Untersuchungseinheiten isoliert analysiert, um danach diesen aus dem ersten Schritt gewonnenen Ergebnissen und Konzepten weitere Einheiten hinzufügen zu können, die die ersten Ergebnisse bestätigen, kontrollieren, modifizieren, erweitern oder relativieren würden. Wichtig in diesem ganzen Prozess ist die in der Praxis zu schulende und sich immer wieder aufs Neue entwickelnde theoretische Sensibilität der Forscher(innen), wodurch sie in die Lage kommen, schrittweise immer treffsicherer die aus den Daten hervorgehenden Theorien konzeptualisieren und sich von ihren Vorkenntnissen, ihrem Wissen und den im ersten Schritt aufgestellten Konzepten emanzipieren zu können (vgl. Glaser/Strauss 2005: 53f.). Bei der Wahl von Vergleichsgruppen gilt folgendes:

> „[...] Logik *der fortlaufenden Inklusion* von Gruppen muss von derjenigen der komparativen Analyse unterschieden werden, welche vor allem der Beschaffung von Belegen und der Verifizierung dienlich ist. Diese letztere, die Inklusion und Exklusion vorab festlegt, hält den Forscher davon ab, «nicht-vergleichbare» Gruppen zu vergleichen" (Glaser/Strauss 2005: 58; Hervorhebung im Original).

Blumer bezeichnet diese Konzeptionalisierung von aus Daten hervorgehenden soziologischen Begriffen als „sensitizing concepts". Damit macht er auf den offenen, nicht eindeutig definierten Charakter vieler soziologischer Begriffe aufmerksam, die wie z.B. "Kultur", "Person", "Struktur" und viele andere soziologischen Kernbegriffe, keine endgültigen, klar definierten Konzepte seien. Sensibilisierende Theorien dienen dazu, Vorstellungen zu entwickeln, worauf im Forschungsprozess geachtet werden sollte, um Fragen und Forschungsprobleme anzuregen, statt von vorneherein eindeutige Lösungen bereitzustellen (vgl. Blumer 1954: 8ff.).

Im Prozess der Auswertung narrativer Interviews folgen Forscher(innen) dem Prinzip des permanenten Vergleichs, um trotzdem eine geregelte Aufstellung von Theorien aus den Daten herleiten zu können. Dies geschieht durch den minimalen und maximalen Vergleich (vgl. Tabelle 12).

Tab. 12: Minimierung und Maximierung von Unterschieden in Vergleichsgruppen bei der Theoriegenerierung

	Daten in Bezug auf eine Kategorie	
Unterschiede in den Gruppen	Ähnlich	Verschieden
Minimiert	Maximale Ähnlichkeit der Daten führt zu: 1. Verifikation der Brauchbarkeit einer Kategorie 2. Generierung von grundlegenden Eigenschaften 3. Formulierung einer Reihe von Bedingungen für die Abstufung einer Kategorie. Diese Bedingungen können zur Vorhersage benutzt werden.	Ausleuchtung fundamentaler Unterschiede, denen gemäß die Kategorien und Hypothesen variieren.
Maximiert	Ausleuchtung fundamentaler Gemeinsamkeiten	Maximale Verschiedenheit der Daten zwingt zu: 1. dichter Entwicklung von Eigenschaften der Kategorien 2. Integration von Kategorien und Eigenschaften 3. Bestimmung der Reichweite der Theorie

Quelle: Glaser/Strauss 2005: 65

Die Konsequenz der Maximierung von Unterschieden in Vergleichs-gruppen während der Theoriegenerierung ist, dass eine maximale Ähn-lichkeit der Daten feststellbar ist. Daraufhin können diese kategorisiert werden und die daraus entstehenden Kategorien als verifiziert betrachtet werden. Die entstandenen Kategorien werden zur weiteren Untersu-chung der Daten verwendet. Mit dieser Orientierungshilfe einer entdeck-ten Kategorie gelingt es, weitere grundlegende Eigenschaften, die dieser Kategorie zugeschrieben oder von ihr kontrastiert werden, im Datenma-terial zu entdecken. Diese Kategorie kann daraufhin untersucht werden, welche Bedingungen zugrunde liegen, dass ihr die im Datenmaterial vor-liegenden weiteren Merkmale zu- oder nicht zugeordnet werden können. Diese werden nicht nur in dem Schema von passend oder nicht passend im Datenmaterial ausgewählt, sondern in gewissen Abstufungen der Ka-tegorie zugeschrieben. In diesem Prozess bilden sich immer weitere Ab-stufungen der Kategorien. Hierdurch wird die Formulierung einer Reihe von Bedingungen für die Abstufung einer Kategorie möglich. Dadurch werden die Voraussetzungen geschaffen, theoretische Vorhersagen for-mulieren zu können. Beim Minimierungsprinzip werden Fälle miteinan-der kontrastiert, die oberflächlich betrachtet Ähnlichkeiten zu einem be-reits ausgewerteten Fall aufweisen. In der genaueren Analyse werden sich dann die jeweiligen Unterschiede zu dem vormals ähnlich eingeschätzten Fall herauskristallisieren. Diese Vorgehensweise erzeugt somit die Kenntnis über die im Datenmaterial vorliegende Variation von Katego-rien und bereitet die Formulierung von Hypothesen vor (vgl. Gla-ser/Strauss 2005: 65, Rosenthal 2005: 97).

Um einen Interviewtext einer sozialwissenschaftlichen Analyse un-terziehen zu können, wird der im Aufnahmegerät gesprochene Text, so wirklichkeitsnah wie es der Forscherin und dem Forscher möglich ist und notwendig erscheint, transkribiert. Neben der Verschriftlichung aller Worte, die gesprochen wurden, ist der Text mit Zeichen zur Darstellung von Stimmungen, Melodien, Tönen, Sprachcharakteristiken, Lautstärken, Tempi oder Unterbrechungen zu versehen. Der Text wird zeilennumme-riert. Verwendete Textpassagen aus den Interviews werden mit einer Sei-ten- und Zeilennummer versehen, die klar darstellen, über welche Stre-cke hinweg und wo dieser Ausschnitt wiederzufinden ist. Beispiele für die Seiten- und Zeilennummerierung sind: (22/3-6) (Text aus Seite 22, Zeile 3-6) oder (22/3-23/15) (Text aus Seite 22/Zeile 3 bis Seite 23/Zeile 15) (vgl. Glinka 1998: 18ff. und 62).

Wie stark der Feinheitsgrad einer Transkription ausfällt, obliegt der Entscheidung der Forscher(innen) vor dem Hintergrund des Forschungsgegenstands (vgl. Rosenthal 2005: 98, Brüsemeister 2008: 131f.). In der soziologischen Untersuchung über Einstellungen zu Sterbeorten sind z.b. Intonationskonturen, wie Schrägstriche, die anzeigen, an welcher Stelle des Wortes Befragte den Ton haben ansteigen oder abfallen lassen, nicht notwendig. Es werden lediglich Qualitäten des Tonfalls, wie „(erregt)" oder „(nachdenklich)" benannt. Im Fokus steht der semantische Gehalt der Aussagen, d.h. deren Bedeutung und Inhalt. Betonungen oder Verzögerungen der Wortlaute spielen aus inhaltlichen Gründen in der Auswertung der Interviews keine Rolle. Darüber hinaus erfolgt eine Anonymisierung der Namen durch den Einsatz von Zahlen und Buchstaben. Dies betrifft z.B. Eigennamen, Zeit- und Ortsangaben oder Berufsbezeichnungen und somit jeden Hinweis, der Rückschlüsse auf die Befragten ermöglichen könnte (vgl. Glinka 1998: 18ff.).

Um die gesammelten Daten einer Analyse zu unterziehen, werden sie nach der Erhebung und Transkription *kodiert*. Dazu werden zuerst die Daten in Kategorien unterteilt und in erkennbare Konzepte geordnet. Die Daten, also die Aussagen, Sätze und Wörter, erwecken in der Forscherin und dem Forscher die Vorstellung, welche Konzepte bzw. Kategorien gebildet werden müssen, die ihnen zugeordnet werden können. Es sind also nicht schon vorgedachte Konzepte vorhanden, denen die Daten dann jeweils zugeordnet werden. Dieses Verfahren soll ermöglichen, den Daten unvoreingenommen jeden wissenschaftlichen Informationsgehalt zu entlocken. Dies wäre nicht möglich, wenn die Sätze in ihrer wissenschaftlichen Bestimmtheit schon feststehen würden. *Konzepte* können im Verlauf der Datensichtung und Analyse um neue Konzepte erweitert werden. Daten müssen hier nicht nur jeweils einem Konzept zugeordnet werden, sondern können unter Umständen zwei oder mehreren Konzepten angehören (vgl. Strauss/Corbin 1996: 39f.).

Es wird zwischen drei verschiedenen Formen des Kodierens unterschieden, dem offenen, dem axialen und dem selektiven Kodieren. In dem Anfangsstadium einer Datenanalyse wird unter Vorbehalt einer möglichen Neuordnung der Konzepte in einem späteren Stadium der Datensichtung *offen kodiert*, d.h. sehr kleinschrittig möglichst ein Satz nach dem anderen kodiert. Es werden zwei verschiedene Arten von Kodes verwendet. *In-vivo-Kodes* sind hierbei die von den Befragten verwendeten Begriffe. Die „soziologisch konstruierten Kodes" oder „soziologischen Konstrukte" sind die von der Forscherin und dem Forscher selbst konstruierten Kodes (vgl. Strauss/Corbin 1996: 43ff.). Beim „axialen Kodieren" wird jedes Konzept einzeln unter Berücksichtigung des *Kodierparadigmas* betrachtet und analysiert. Mit dem Kodierparadigma gilt es, einen bestimmten Gegenstand oder ein Thema als Phänomen herauszuarbeiten und in den Mittelpunkt zu stellen. Dieses Phänomen wird dann in weiteren Schritten auf seine Ursache und seine Bedingungen hin untersucht. Wenn ein Phänomen aus den Daten herausgestellt werden konnte, muss geklärt werden, unter welchen Kontextbedingungen dieses Phänomen, also die darunter konzeptionierten Worte, auftreten. Wie werden also die Ursachen des Phänomens wirksam? Darüber hinaus werden die Handlungsstrategien, die das Phänomen auslöst sowie die daraus erwachsenen Konsequenzen untersucht (vgl. Strauss/Corbin 1996: 75ff.). Das *selektive Kodieren* behandelt die aus den ersten Schritten hervorgegangenen zentralen Konzepte und Kategorien. Es werden alle anderen Kategorien mit der prozesshaft ausgewählten Kernkategorie in Beziehung gesetzt und diese Beziehungen durch Validierung verfeinert und weiter entwickelt (vgl. Strauss/Corbin 1996: 94ff.).

5.3 Fallauswahl und Datenerhebung

Die Interviews wurden durch informierende Ad-hoc-Gespräche mit pflegerischem und medizinischem Personal, die in ihrer Tätigkeit mit dem Sterben im Krankenhaus besonders vertraut sind, vorbereitet und ergänzt. Zudem erfolgte teilnehmende Beobachtung während der Pflegetätigkeiten in mehreren Sterbefällen im klinischen und häuslichen Rahmen statt. Zur Vorbereitung der Interviews mit den Angehörigen wurde ein Experteninterview mit einer Bestattungsunternehmerin sowie einer Begründerin eines Hospiz-Netzwerkes einer mittelgroßen Stadt in Nordrhein-Westfalen geführt. Die befragten Angehörigen wurden im „Schneeball-Verfahren" rekrutiert. Dieses Verfahren wird vor allem zur Auswahl von Angehörigen seltener Populationen angewendet (vgl. Schnell et al. 1999: 280).

Insgesamt wurden acht problemzentrierte Interviews mit vier Männern und vier Frauen im Alter von 24 bis 70 Jahren zwischen September und Dezember 2009 durchgeführt. Die Befragten leben in Nordrhein-Westfalen, Rheinland-Pfalz und der deutschsprachigen Schweiz. Die Verstorbenen (zwei Männer 33 und 45 Jahre alt, sechs Frauen 69 bis 96 Jahre alt) verstarben in Krankenhäusern, Altenheimen oder Zuhause in mittelgroßen Städten oder in kleinen Gemeinden. Sie wurden von Verwandten, Pflegepersonal wie auch in Mischformen begleitet und versorgt.

5.4 Gegenstand und Ziel der Studie

Das Forschungsinteresse gilt den Fragen, wie Individuen im Sterbeprozess als Sterbende und als begleitende Angehörige während der Wahl des Sterbeortes norm- und wertorientiert handeln bzw. inwiefern sie sich in strukturalisierten Rollen einfinden. Zudem ist zu klären, in welcher Weise Menschen in dieser Situation soziale Netzwerke, beispielsweise ihren Freundeskreis, ihre Familie und ehrenamtliche sowie professionelle Einrichtungen nutzen und inwiefern dadurch die Entscheidung und Umsetzung von Entscheidungen zum Sterbeort beeinflusst werden oder nicht.

Die Ergebnisse der in Kapitel 2 und 3 vorgestellten Daten und Studien geben deutliche Hinweise auf einen notwendigen Forschungsbedarf. Wenn z.B. Streckeisen (2001) aus statistischen Analysen der Gesamtschweiz schlussfolgert, Menschen in forst- und landwirtschaftlichen Erwerbszusammenhängen würden aufgrund der familiären und nachbarschaftlich funktionierenden Netzwerke häufiger zuhause sterben, dann drängt sich aufgrund der Ergebnisse von Ochsmann et al. (1997) die Frage auf, ob dies die richtige Erklärung ist. Ochsmann et al. hatten herausgestellt, wie stark die Verfügbarkeit von Krankenhausbetten das Sterben zuhause bzw. im Krankenhaus in unterschiedlich urbanisierten Regionen beeinflusst. Doch ist in beiden Fällen nicht eingängig geklärt, wie

die Einstellung zum Sterben oder zum Sterbeort oder die Sterbende umgebenden Angehörigen, Freunde, Bekannte und andere Netzwerke auf
den Sterbeort einwirkt. So ist genauso gut vorstellbar, dass die Akteure
im ländlichen Raum weniger aus familiären Kontexten, sondern stärker
aus finanziellen Gründen oder fehlenden Handlungsalternativen heraus
entscheiden. Ebenso können grundsätzlich andere Einstellungszusam-
menhänge wie eine stärkere Akzeptanz des eigenen Sterbens das Sterben
zuhause beeinflussen, was z.B. weniger auf familiäre oder andere Netzwerke zurückzuführen ist, sondern stärker auf grundsätzlich konsequen-
teres Handeln. Doch wir wissen es nicht.

Hieraus ergeben sich folgende Fragen, die die Studie leiten: Welche
Vorstellungen, welches Wissen und welche Einstellungen zum Sterbeort
liegen in der Gesellschaft und in den Einzelnen vor und wie wirken diese
auf die Einstellungsgewinnung der Einzelnen zurück? Welchen gesellschaftlichen Bedingungen und Handlungsoptionen unterliegt die Einstellungsgewinnung und welche Handlungen werden unter welchen Bedingungen dann tatsächlich ausgeführt? Liegen in einer Dienstleistungsgesellschaft Probleme bezüglich der Einstellung zum Sterbeort vor? In diesem Zusammenhang ist zu überprüfen, ob die Verwendung eines Be-
griffs wie die „Institutionalisierung" des Sterbens zum einen als Beschreibung gesellschaftlicher Vorgänge im Zusammenhang mit dem
Sterben und der Wahl des Sterbeortes inhaltlich sinnvoll ist. Zum anderen stellt sich die Frage, ob er den Facettenreichtum des Sterbens in der
Moderne wissenschaftlich adäquat beschreiben kann.

Ziel der Studie ist es, die in der deutschen Gesellschaft vorliegenden
Einstellungen zum Sterbeort aufzudecken und in Bezug auf ihren Einfluss auf sterbeortrelevante Handlungen der Einzelnen zu analysieren.
Die Erarbeitung dieser auf den Sterbeort bezogenen Sterbeperspektive
bezweckt die Herausarbeitung der daran gekoppelten Unterschiede, wie
verschiedene Menschen das Sterben Nahestehender an den jeweils verschiedenen Sterbeorten einschätzen, bewerten und bewältigen.

5.5 Forschungsfragen

Um die Einstellungen zum Sterbeort aufzuzeigen, werden Interviews auf die gelernten, relativ stabilen Dispositionen in Bezug auf Sterbeorte hin untersucht. Eine Einstellung ist die „von einem Individuum durch Erfahrung erworbene, relativ stabile Tendenz, auf ein soziales Objekt (Personen, Gruppen, soziale Situationen) mit bestimmten Gefühlen, Vorstellungen und Verhaltensweisen zu reagieren" (Peuckert 2003: 63f.). Nach Allport (1935: 810) ist eine Einstellung ein mentaler Bereitschaftszustand, der durch Erfahrung organisiert ist und Einfluss auf die Reaktion des Individuums gegenüber Objekten und Situationen ausübt. Zusätzlich werden verschiedene Komponenten einer Einstellung unterschieden: a) kognitive Komponente (Wahrnehmungen, Vorstellungen und Meinungen), b) affektive Komponente (Wertungen und Beurteilungen) und c) konative Komponente (beobachtbares Verhalten) (vgl. Triandis 1975, Rosenberg/Hovland 1960). Die Fragen des Interviews sollen auf die mit Einstellungen einhergehenden Reaktionen positiver oder negativer Gefühle, Wahrnehmungen sowie Vorstellungen gegenüber Sterbeorten abzielen. In den Untersuchungsergebnissen werden die positiven und negativen Merkmale des Sterbeortes, welche aus den Interviews hervorgehen, unter soziologischer Perspektive aufgezeigt.

Es ist davon auszugehen, dass die Einstellungen zum Sterbeort im engen Zusammenhang mit der Art des Sterbens stehen. Diese Einstellungen werden darüber hinaus von bestimmten Vorstellungen und Erfahrungswerten zum Sterben und zu Sterbeorten, welche in den Befragten vorliegen, geprägt. So wird analysiert, ob und aus welchem Grund die Verstorbenen und Befragten eine besondere Kenntnis oder Erfahrung mit dem Sterbeort hatten. Es ist wichtig, ob über einen infrage kommenden Sterbeort im Vorfeld von den Verstorbenen und Befragten gesprochen wurde und welche Auswirkungen die vorherige Kenntnis sowie Kommunikation auf die Form der Einstellung zum Sterbeort hatten.

Bezogen auf die Analysedimension der Mikroebene[34] sind dies z.B. Entscheidungsfindungen der einzelnen in den Sterbeprozess involvierten

---

34   Die in diesem Abschnitt verwendeten Begriffe der Mikro-, Meso- und Makroebene bezeichnen die verschiedenen Perspektiven einer soziologischen Erklärung (vgl. Esser 1999: 113).

Personen, die zur Weiterbehandlung der Sterbenden entwickelt werden. Es handelt sich z.b. um Entscheidungen, die Therapie- und Diagnosemaßnahmen einleiten, fortführen oder abbrechen. Zudem können soziologisch auf der Mikroebene Einstellungen der Sterbenden, Nahestehenden und Dritten (Pflege- und dem Ärztepersonal) betrachtet werden. Sowie die Normen und Werte, unter deren Maxime diese Einstellungen entstehen konnten. Vergangenheitsbezogene Faktoren stehen hier ebenso deutlich im soziologischen Blickfeld wie gegenwartsbezogene Einflussfaktoren des körperlichen und psychischen Allgemeinzustands sowie die Fähigkeit mentaler Aktivität der Einzelnen. In der soziologischen Analysedimension der Mesoebene wird untersucht, in welcher Weise die Einstellung auch den Vorstellungen und Einschätzungen entspricht, welche in der Kommunikation und dem medial gewonnenen Wissenshintergrund der Akteure entspringen. Sterbeprozesse können ebenso aufgrund der ihnen innewohnenden Beziehungsgeflechte, Verfügungskraft über soziale Netzwerke der Einzelnen und ihren sozialen oder ökonomischen Status hin untersucht werden. Bezogen auf die Makroebene hat der institutionelle Rahmen der Sterbeorte, welcher das Sterben durch seine organisatorischen Strukturen beeinflusst, auf vielschichtige Weise weiteren direkten Einfluss auf den Entscheidungsprozess sowie indirekten Einfluss auf die Einstellungen aller Akteure. Der direkte Einfluss entsteht durch die Infrastruktur des allgemeinen Sozial- und Gesundheitssystems und der Auswahlmöglichkeiten, die dem Sterbenden, u.a. in Form der Versorgungsdichte von Krankenhäusern, Hospizeinrichtungen und ambulanten Palliativversorgung entstehen. Indirekt zeigen diese Systeme Wirkung, z.B. durch deren Aufklärungs- und Informationsbereitschaft und den Erfahrungen, die die Betroffenen als Dienstleistung, Hilfe und Unterstützung erleben.

6. Ergebnisse der Analyse

Die Untersuchung erfolgt unter Berücksichtigung des Symbolischen Interaktionismus, wie in Kapitel 4 dargestellt. Die Interviews werden auf die Einstellungen gegenüber den Sterbeorten „Zuhause", „Alten-/Pflegeheim" und „Krankenhaus" hin analysiert. Diese Sterbeorte bilden den Bezugspunkt für die Analyse der Interaktions- und Interpretationsleistungen der Befragten und ihrer sozialen Netzwerke. Zu jeder der genannten Institutionen besitzen einzelne Befragte ein Wissen und bringen bestimmte Wünsche, Gefühle oder Erfahrungen im Hinblick auf diese Sterbeorte ein. Diese werden mit nahestehenden Personen und institutionellen Akteuren kommuniziert. In den folgenden Kapiteln wird aufgezeigt, wie Werte, Normen und Einstellungen in der Interaktion zwischen den Individuen und ihren sozialen Netzwerken im Hinblick auf die Sterbeorte gegenseitig interpretiert und entwickelt werden.

6.1 Allgemeine Einstellungen gegenüber Sterben und Sterbeorten

Als ein besonders deutliches Ergebnis der Befragung stellt sich heraus, dass es allen Befragten gleichermaßen Mühe bereitete, über das konkrete Sterben und über den gewünschten Sterbeort zu sprechen. Vor den jeweiligen Gesprächsterminen wurden die Interviewpartnerinnen und -partner über das Thema des Interviews schriftlich oder telefonisch informiert. Es wurde ihnen mitgeteilt, es handele sich um eine Untersuchung bezüglich der eigenen Erfahrungen mit dem Sterben von Verwandten unter besonderer Berücksichtigung des Ortes, wo diese bis zu dem Zeitpunkt des Sterbens betreut wurden. Hierdurch war davon auszugehen, dass bei den Befragten ein Bewusstsein zum Sterbeort geweckt war. Das Antwortverhalten der Befragten widersprach dieser Annahme jedoch.

Interviewerin: „… und von daher ist vermutlich auch mal über den Sterbeort gesprochen worden?"

B2: „Überhaupt nicht." (…) „Sie selbst hatte mit ihrer Schwester, die ja ein paar Jahre jünger war (...) alles bis ins Kleinste vorbereitet. Ich hab die Unterlagen noch da, die Beerdigung ihrer Schwester als auch ihre eigene, bis ins Kleinste. Sie hatte vorgeschrieben, was zu tun sei, wer zu benachrichtigen sei, hatte alles vorfinanziert, alles inklusive Beerdigungskaffee, alles vorfinanziert. Inklusive dreißig Jahre Grabpflege, da gehen wir jetzt hin, ein paar Blümchen, ist aber alles organisiert von ihr und klug (…) Was wollt ich sagen, inklusive? Jetzt fällt mir nicht mehr ein …"

Interviewerin: „Wir waren über den Sterbeort auf die genauen Vorbereitungen gekommen und für ihre Schwester und sich hat sie sich bis ins Detail genau …"

B2: „… ja …"

Interviewerin: „… überlegt, was gemacht werden würde?"

B2: „… das hab ich erzählt bis zum Beerdigungskaffee, …" (…) „Was meinen Sie mit Sterbeort jetzt?"
Interviewerin: „Ja, dass sie schon mal einen Wunsch geäußert hätte, wo sie denn gerne sterben würde oder wie sie sterben würde?"

B2: „Nein, … das, … uns, … mir gegenüber nicht, ich muss immer vorsichtig sein, mir gegenüber, ich kann nicht sagen, uns, ich weiß nicht, was sie meiner Frau gesagt hat. Nein, darüber haben wir nie gesprochen. Wir haben überhaupt nie übers Sterben gesprochen. Also wir zwei nicht." (Interview 2: 7/24-9/3)

In diesem Beispiel wird deutlich, wie der Sterbeort und das konkrete Sterben selbst kaum thematisiert werden, während die Folgen wie z.B. die Beerdigung, Grabpflege und eventuelle finanzielle Belastungen für die Angehörigen bewusst sind und sehr präzise geplant und organisiert wurden. Der Tod, das Leben danach und die Trauer wurden durchaus in abstrakteren Zusammenhängen diskutiert. Es ist aber eine Tabuisierung festzustellen, wenn es konkret um das Sterben wird:

Interviewerin: „Hast Du schon einmal mit anderen Leuten darüber gesprochen, allgemein über das Sterben oder den Sterbeort, wie Du Dir das
vorstellst?"

B7: „Wir haben, … wenn ich drei, vier Jahre zurückdenke, in der Studen-
tenzeit, da ging es auch um so Konzepte: Gibt es ein Leben nach dem
Tod? Ja, Physiker und Germanisten. Das fand ich sehr lustig, das mit
denen dann zu diskutieren, ja."

Interviewerin: „Da geht es ja mehr um das Sein oder Nichtsein nach dem
Tod, aber so über das Sterben, da schon einmal anzuknüpfen oder das
Sterben in unserer Gesellschaft …?"

B7: „Über das Sterben in unserer Gesellschaft haben wir nicht gesprochen.
Wir haben darüber gesprochen, wie, wie Leben funktioniert zum Beispiel. Oder wie Leben nach dem Tod aussieht. Oder, dass einer aus der
Gruppe heraus dann aus dem Erlebnis, dass sein Vater gestorben ist,
der total keinen Bezug zur Religiosität hat oder zu Sachen wie zu Leben
nach dem Tod, so für sich eine Situation erfahren hat, wo er dann sagt:
„Da hätte ich schwören können, er ist da. Ich weiß, er ist tot, aber ich
hätte gerade schwören können, er ist bei uns." So, solche Sachen, wurden dann thematisiert." (Interview 7: 21/22-22/7)

Die Frage nach dem Sterbeort bewirkte eine Antwort zum Tod oder
vielmehr zu dem Zeitraum nach dem Tod. Die Verstorbenen selbst hatten mit den Verwandten, die interviewt wurden, alle im Vorfeld nicht
über das Sterben gesprochen. Eine Ausnahme stellt ein Fall dar, in dem
der Verstorbene durch eine chronische kardiale Erkrankung immer damit rechnete, dass sich der schon einmal eingetretene Herzstillstand jederzeit wiederholen könnte. In diesem einen Fall bestand also eine Be-
wusstseinsbildung einhergehend mit einer kognitiven Erweiterung sowie
habituelles Wissen durch das persönliche und primäre Erlebnis des defizitären Körpers. Allen anderen, selbst denjenigen, die nun als Befragte
selbst sich auf ihren eigenen Sterbeort beziehen sollten, gelang keine direkte Antwort. Alle antworteten auf die Frage nach dem Sterbeort un-
verzüglich mit einer Vorstellung eines Seins oder Nichtseins nach dem
Tod, befassten sich also weniger mit der realen Wirklichkeit vor dem
Tod als vielmehr mit der Vorstellung von Transzendenz nach dem Tod.
Sie beschrieben, wie mit ihrer Leiche verfahren werden sollte und wie die

Hinterbliebenen die Beerdigung gestalten könnten. Erst in einem zweiten Versuch und einem Nachhaken der Interviewerin war es den Befragten möglich, auf die Situation des Sterbens zu antworten. In ihren Antworten zeigte sich dann wiederum, wie schwer es ihnen fiel, sich vorzustellen, auf das Sterben einen Einfluss haben zu können. Es ging den Befragten im Wesentlichen darum, dass sie sich das Sterben sehr leidvoll vorstellten und sie es als Schicksal empfanden, wie sie sterben würden, was schließlich auch den Sterbeort eher als *Schicksal* denn als autonome Wahl kennzeichnete. Wenn der konkrete Vorgang des Sterbens angesprochen wurde, dann kurz und in der Weise, welche die Angst vor dem Leiden verdeutlicht, über die man aber nicht ausführlicher reden mochte:

> „Möglichst schnell und schmerzlos. Ratzfatz, umfallen und weg." (Interview 3: 8/4)

Der Wunsch nach einem schnellen und schmerzlosen Sterben wurde immer wieder geäußert:

> „Und mein Vater hatte in der Zeit wohl auch kurz einen Herzstillstand. Und, das war einfach auch für ihn ein Erlebnis, einfach ein schreckliches Erlebnis, als er das dann danach gesagt bekommen hat. Er war kurz weg, der hat immer noch gesagt, nein, aber besser ich sterbe sofort, besser, man ist sofort weg, als ob man wochenlang noch da liegt oder monatelang oder jahrelang." (Interview 6: 4/11-15)

Die Thematisierung des Sterbeortes bereitete den Befragten Schwierigkeiten und gelang in den meisten Fällen erst nach wiederholter Nachfrage. Daraus kann der Schluss gezogen werden, dass im Alltag unter Menschen mit denen man interagiert, die eigenen Vorstellungen, Erfahrungen oder Wünsche zu Sterbeorten nicht öffentlich außerhalb der intimen Beziehungen kommuniziert werden. Dadurch werden eigene Einstellungen zum Sterbeort nicht mit denen der anderen verglichen. Dies bedeutet unter Berücksichtigung des Symbolischen Interaktionismus, dass in der Umgebung der Befragten keine Interaktion oder Interpretation zwischen sich selbst und der Umgebung stattgefunden hatte und keine Einstellung bei sich oder anderen zum Sterbeort entwickelt werden konnte. In der Gesellschaft liegt kein Wissen über Sterben oder den Sterbeort vor, wenn keine eigene Erfahrung damit gemacht wird (vgl. Hahn 1968).

6.2 Einstellungen gegenüber Zuhause vs. Alten-/Pflegeheim

Im folgenden Abschnitt wird die Einstellung zum Sterbeort „Alten-/Pflegeheim" im Vergleich zur Einstellung Sterbeort „Zuhause" anhand der Kontrastierung von Interview 6 und Interview 2 dargestellt.

Zu den Sterbeorten Zuhause sowie dem Alten-/Pflegeheimen bestehen bestimmte Einstellungen, die die Vorstellung berühren, Verwandte während des Sterbens in eigener Obhut oder einer Institution zu wissen. Einstellungen zu diesen Institutionen sind sehr eng mit der Einstellung gegenüber den hier anzutreffenden Strukturen und den Menschen, welche in den Institutionen agieren, verbunden. Diese Einstellung ist sehr stark von Erfahrung und Wissen über die Institution und den damit erinnerten oder vorgestellten Emotionen und Kommunikationsabläufen geprägt.

In den vorliegenden Interviews stellt sich die Einstellung gegenüber dem Alten- oder Pflegeheim für B6 in der Konsequenz so dar, dass es als potenzieller Sterbeort des Vaters überhaupt nicht infrage kommt und kategorisch abgelehnt wird.

> B6: „Es ist einfach, ich glaube, wir fanden es einfach schrecklich, diesen Gedanken. Ihn einfach weg zu geben. Mein Vater hat sich sehr für die Familie aufgeopfert. Mein Vater hat sehr, sehr hart gearbeitet. Schichten auf der Fabrik geschoben, um die Familie zu ernähren. Um ein schönes Häuschen für seine Familie zu kaufen, und das alles trotz seiner Krankheit, trotz der kaputten Herzklappe. Und da haben wir gedacht, „Nein, den schieben wir jetzt doch nicht ab." Das wäre wirklich so etwas wie abschieben gewesen. Und, mein Vater fand das, ... glaube ich, ... meine Eltern waren sich auch immer einig, dass sie das nicht gut finden. Denn irgendwie im Bekanntenkreis, wo auch ältere Leute im Altersheim abgegeben wurden, dass sie das einfach nicht okay finden. Und dann stand das fest. Nein, also, der hat das Haus, in dem wir leben, hat er damals gekauft. Aber das war ein altes Teil und hat es deshalb auch sehr günstig gekauft, und hat dann aber wirklich Herzblut da reingesteckt und hat das alles renoviert, den ganzen Altbau, überall Teppichböden herausgerissen. Darunter war Parkett, den ganzen Boden abgeschliffen, versiegelt. Und wir haben gesagt, okay, das ist quasi so, so sein Werk, da hat er wirklich Jahre daran gearbeitet an diesem

Haus. Dann hat er auch das Recht, darin zu sterben." (Interview 6:
6/10-26)

Die negative Einstellung von B6 gegenüber dem Alten- oder Pflegeheim
geht mit der Vorstellung einher, dem Vater mit einer Unterbringung im
Alten-/Pflegeheim selbst sowie seinen für die Familie und Freunden er-
brachten Leistungen nicht gerecht zu werden. Es ist wichtig für die Beur-
teilung des Interviews zu wissen, dass die Familie der Befragten keine
Erfahrungen mit einem Alten- oder Pflegeheim hatten. Der 46-jährige
Vater von drei Kindern brach in seinem Haus nachmittags plötzlich zusammen und wurde aufgrund der Bewusstlosigkeit mit einem Notfallwa-
gen zuerst in ein ortsansässiges Krankenhaus gebracht, um dann kurze
Zeit darauf, aufgrund der Schwere der Symptome, in eine nahegelegene
Universitätsklinik verlegt zu werden. Hier brachte die Operation eines
geplatzten Gefäßes im Gehirn keinen Erfolg. Der Vater erlangte seit seinem Zusammenbruch auf dem Weg zum Krankenhaus nur einmal kurz
und danach nicht wieder das Bewusstsein. Nach drei Wochen Wartezeit
auf der Intensivstation waren die Mutter, die Schwester von B6 und B6
selbst vor die Entscheidung gestellt, die intensivmedizinische Behandlung abzubrechen, wozu sie aufgrund des Wissens um des Vaters Einstellung, aussichtslose Intensivmedizin abzulehnen, ohne Zweifel zu-
stimmten. Nachdem der Vater entgegen den Prognosen der Ärzte wider
Erwarten auch nach drei Tagen noch selbstständig atmen konnte, mussten die drei Angehörigen entscheiden, wo der Vater weiter gepflegt würde. Die Familie entschied sich gegen die massive Einflussnahme durch
die behandelnden Ärzte, den Vater besser einem Pflegeheim zu überstel-
len, dafür, ihn bis zu seinem Tod selbst unter Begleitung eines ambulanten Palliativ-Pflegedienstes zuhause zu pflegen. Die *Werte* des Vaters ka-
men in dieser Entscheidung deutlich zum Tragen. Neben der unter den
Familienmitgliedern gepflegten Kommunikation und offen thematisier-
ten Kritik, alte Menschen nicht in der Familie zu belassen, war ein
Merkmal seiner Persönlichkeit, dass er sich in einem großen sozialen
Netzwerk aktiv an dessen Bestand z.B. durch Kontaktpflege und Hilfe-
leistung in der Familie und im Freundeskreis engagierte. Neben seiner
eigenen Leistung wies er ebenso auf die Notwendigkeit hin, dass alle
Familienangehörige durch eigene Beiträge zur Sicherheit aller beitragen

sollten. Somit war der Wert einer gegenseitigen Fürsorge in der Familie hoch eingestuft und trug maßgeblich zur Einstellung von B6 bei, diese dem Vater nur durch die Pflege im Haus der Familie zukommen lassen zu können. Diese Einstellung entstand auch aus weiterer Zusammenhängen und Gründen: B6 und ihrer Mutter waren die Versorgung von Pflegebedürftigen selbst nicht bekannt.

> B6: „Also wirklich beobachten konnten wir das vorher im Krankenhaus nicht, klar, wenn der Beutel mit der Nahrung gewechselt wurde schon, aber bei allen anderen Sachen wurden wir immer raus geschickt. Und, es war schon, war schon komisch." (Interview 6: 8/22-23)

In einem späteren Abschnitt des Interviews wird bestätigt, dass die Entscheidung gegen das Alten- oder Pflegeheim „aus dem Bauch heraus" (vgl. Interview 6: 24/4) ohne eine wirkliche Kenntnis verschiedener Pflegeszenarien war. Die Situation des langen Wartens am Krankenbett war durch die Gerätemedizin der Intensivabteilung belastet. Die Universitätsklinik hatte den Zustand des Vaters nicht verbessert, wodurch auch eine weitere institutionelle Betreuung des Vaters negativ konnotiert wurde. Dies wurde durch das Verhalten des Pflege- und Ärzteteams gegenüber dem Vater und den Angehörigen verstärkt.

> Interviewerin: „Und wie fühltest Du dich da informiert in dieser ganzen Zeit mit den Ärzten? Und dem Pflegepersonal?"

> B6: „Doch eigentlich, es gab da eine, eine Schwester, die wirklich sehr, sehr nett war. Uns auch eigentlich das meiste gesagt hat. Die Ärzte, die waren immer, waren immer unterwegs und hatten viel zu tun. Der eine Arzt, der meinen Vater betreut hat, das war ein junger aufstrebender dynamischer Arzt, der auch schon mal schnell wieder an einem vorbeigerauscht ist, hatte man so das Gefühl. Und, eine der Schwestern, die Schwestern haben sich natürlich abgewechselt, mit ihrem Schichtdienst, aber wenn die eine dann da war, dann waren wir immer ganz froh. Weil die wirklich sehr, sehr vorsichtig mit meinem Vater umgegangen ist. Also es tut einem ja selber irgendwie weh, wenn man sieht, die Schwester dreht ihn mit einem Handgriff, ruppig halt. Und man weiß ja nicht, wie viel bekommt er den mit, das ist einfach nicht schön anzusehen. Und die war da immer echt ganz vorsichtig und hat mit meinem Vater geredet, hat sich mit uns unterhalten, und, das hat wirklich gut getan. Sie hat sehr Anteilnahme gezeigt. Im Endeffekt weiß man nicht, wie viel davon einfach gekonnte Berufsausübung war, wie viel davon echt

war, aber in dem Moment ist das einem auch egal, dann will man einfach nur Anteilnahme bekommen, und die hat sie gezeigt. Und die anderen Schwestern, die waren auch ganz nett, ich habe im Krankenhaus
schon schlimmere gesehen, aber es war doch eher so, den Patienten
abhandeln, schnell, wenn die Familie Fragen hat, die Fragen abhandeln,
aber dann schnell zum nächsten. Während sie auch wirklich auf uns
zugekommen ist, uns gefragt hat, wie es uns geht, das haben wir sehr
positiv erlebt." (Interview 6: 2/25-3/11)

Während des Zeitraums der Entscheidungsfindung waren die Mutter
und B6 auf sich gestellt und erhielten im Entscheidungsprozess keine
Unterstützung durch Dritte, wie z.b. einem Freundeskreis oder einer Sozialarbeiterin, die Informationen zur Verfügung stellen könnten, mit welchen Konsequenzen einer Entscheidung die Angehörigen zu rechnen
hätten, unabhängig davon, wie diese Entscheidung gefällt würde. Die
kommunikative Isolation in dieser Situation zeigte sich auch im Kommunikationsstil der Ärzte gegenüber der Mutter und der Tochter.

> B6: „Ja, und dann haben die Ärzte versucht, uns davon zu überzeugen,
> dass wir meinen Vater doch ins Pflegeheim geben sollten. Und der
> Oberarzt meinte dann: „Der bekommt doch sowieso nichts mehr mit."
> Das war dann so, keine Ahnung, das war unangenehm. Also da hätte
> man sich ein bisschen mehr Unterstützung gewünscht. Einfach, dass
> jemand sagt, „Das ist gut, machen sie das. Hier sind Telefonnummern,
> hier finden sie Unterstützung". Was weiß ich. Jedenfalls nicht, dass
> man dafür kämpfen muss, dass man ihn nach Hause nehmen will. Dass
> überhaupt, das fand ich unmöglich (dass die Ärzte sagten): „Was bringt
> das denn, es ist doch sinnlos, es ist sinnlos. Der bekommt doch nichts
> mehr mit. Warum quälen sie sich denn selber damit. Bringen Sie ihn ins
> Heim, das wird Ihnen keiner verübeln." Meine Mutter war da aber
> wirklich vehement und meinte, „Nein, auf gar keinen Fall, der soll mit
> nach Hause kommen."

> Interviewerin: „Und was wurde dann erkämpft?"

> B6: „Einerseits, dass man nicht für verrückt gehalten wird, es wurde uns so
> das Gefühl gegeben: „Die sind ein bisschen abgedreht"."

> Interviewerin: „Und woran hat sich das festgemacht?"

B6: „Es war einfach so die Art, wie der Arzt mit uns geredet hat. Also, einmal davon abgesehen, dass der sowieso die Hälfte der Zeit so geredet hat, als wären wir wirklich dumme Leute vom Dorf, die nichts verstehen. Also ich werde nie vergessen, als er, „Der bekommt doch nichts mehr mit. Der weiß das doch nicht. Da brauchen Sie sich doch kein schlechtes Gewissen zu machen." Ich weiß nicht, als würde man mit kleinen Kindern reden. [...]" (Interview 6: 7/2-23)

Die Mutter und B6 fühlten sich in der Entscheidung durch die Ärzte bedrängt, indem sie wahrnahmen, suggeriert zu bekommen, die falsche Entscheidung zu treffen. Diese Erfahrung war B6 sehr unangenehm, weil a) die eigene Entscheidung keine Unterstützung erfuhr und seitens des Oberarztes nicht als Diskussionsgrundlage akzeptiert wurde. Zur Erweiterung der Entscheidungsgrundlage von B6 und ihrer Mutter wurden b) keine anderen Kontakte angeboten, obwohl es die Komplexität einer solchen Entscheidung erforderlich machte, sich als Angehörige durch dritte Meinungen oder Hilfen eine Übersicht zu der eigenen Entscheidung zu verschaffen. Der Umfang von Entscheidungsprozessen im Organisationsablauf einer intensivmedizinischen Universitätsklinik stand somit dem Entscheidungshilfe-Konzept gegenüber den Angehörigen diametral gegenüber. Auf der einen Seite wurden im Ablauf der Gesundheitsorganisation alle Entscheidungen in ein Sicherheitssystem der Kontrolle, Planung, Dokumentation, Überprüfung, Neuplanung und Standardisierung eines Qualitätssicherungssystems gebettet. Wohingegen die Unterstützung einer Entscheidung der Angehörigen ganz ohne Systematik und Sicherheiten eines geregelten Informationsaustauschs oder Kommunikationsstils stattfand. Dadurch kam es im vorliegenden Fall aus Sicht von B6 a) zum unsachgemäßen, da persönlichkeitsberührenden Vorwurf der Selbstqual, b) einer Infragestellung der Entscheidung, c) einer Disqualifikation durch die Aussage, sinnlos zu handeln und d) zur Versachlichung des Kranken („Der").

Hierdurch stellt sich die Entscheidungssituation so dar, dass zur Umsetzung der Entscheidung ein *Kampf* notwendig wurde, da der Anschein vermittelt wurde, unter Berücksichtigung der Punkte a) bis d) keine adäquate Wahl zu haben. Der damit einhergehende Druck wurde dadurch erhöht, dass die Angehörigen sich damit auseinandersetzen mussten, wie der Oberarzt die Entscheidung in einen nicht vorhandenen sozialen

Rahmen setzte, indem er darauf aufmerksam machte, dass potenzielle Dritte es ihnen nicht verübeln würden, wenn sie den Vater in ein Heim geben würden. Durch diesen Einbezug eines sozialen Umfelds, welches von den Ärzten als Einflussfaktor der Entscheidung unterstellt wurde, verstärkte der Oberarzt sein Argument, obwohl Dritte in der Entscheidung selbst keine Rolle gespielt hatten. Der Begriff „Kampf" fällt also nicht allein in dem Zusammenhang mit der Art und Weise, wie die eigene Entscheidung durchgefochten wurde. Darüber hinaus bezieht sich das Konzept „Kampf" auch auf die Bemühungen von B6 um die Anerkennung der eigenen Persönlichkeit als Entscheidungsträger durch ihren Diskussionspartner „Oberarzt". B6 hatte das Gefühl, durch die sprachlichen Mittel des Oberarztes in Bedrängnis zu sein. Dies geschah durch eine Sprache, welche die Familie in eine gefühlte Kindposition versetzte, was wiederum durch den in einer Uniklinik vorliegenden hierarchischen Entscheidungs- und Wissensunterschied zwischen einem Oberarzt und den Angehörigen gefestigt wurde. B6 hatte das Gefühl, ihr würde suggeriert, sie hätte die Entscheidung, den Vater zuhause zu versorgen, aufgrund eines schlechten Gewissens gefällt. Damit wurden B6 und ihre Mutter durch den Oberarzt auf ihre Gefühle hin überprüft und verunsichert. Nachdem B6 registrierte, wie die Ärzte mit Unverständnis die gefällte Entscheidung bewertet hatten und sie sich mit Nachdruck für die Akzeptanz ihrer Entscheidung einsetzten, stellte das medizinische Personal erst die notwendigen Informationen, wie zum Beispiel Kontaktdaten von Sozial- und Pflegediensten, zur Verfügung. Diese konnten jedoch nur zeitlich nachgeschaltet die vorher gefällte Entscheidung durch Verfügbarkeit von Material und Dienstleistung unterstützen. Zu einem Austausch von Informationen mit den Dienstleistern konnte es erst im Prozess der häuslichen Pflege kommen, als alle Beteiligten durch eigene Partizipation die Entscheidungszusammenhänge begreifen und erlernen konnten. Hierdurch wurde die Entscheidung von B6 und ihrer Mutter letztendlich ohne tatsächliches Wissen getroffen.

Die Entscheidung, den Vater zuhause zu versorgen, muss auch unter dem Gesichtspunkt betrachtet werden, welche Möglichkeiten sich den Angehörigen boten, etwas für sich zu tun. Zum einen konnten sie sich aus der Starre erzwungener Untätigkeit des Wartens aktiv befreien. Die

Pflege beruhigte den Wunsch, dem Vater in irgendeiner Weise etwas zukommen zu lassen, welches ihnen aus Sicht des medizinischen Personals durch den Umstand des hirntoten Körpers eigentlich nicht mehr möglich war. Und zum anderen war die *Nähe* des Vaters für sie selbst wichtig. So die Mutter in einer verzweifelten Situation zu B6:

> „Mir ist alles egal, ich, ich möchte nicht, dass er geht, also ich möchte nicht, dass er weggeht. Er soll bleiben und wenn ich ihn noch 20 Jahre pflegen muss, das ist egal, Hauptsache er ist da, er ist im Haus." (Interview 6:10/34-11/2)

Ebenso bestand bis zum Tod die Hoffnung, der Zustand des Sterbenden könne sich verbessern und auf reflexartige Reaktionen des Körpers wurde mit der Freude reagiert, als ob der Sterbende die erbrachte Zuwendung erwidern würde.

> B6: „Die Entscheidung war richtig. Wir hatten zwar immer noch die Hoffnung, immer mal wieder, er wird vielleicht doch noch wach werden. Wie gesagt, man klammert sich an jeden Strohhalm. Die Schwester hat uns das erklärt, der hat manchmal mit den Händen gezuckt, und mit den Augenlidern. Als das das erste Mal passiert ist und plötzlich gibt es so einen Druck, man denkt, mein Gott, der hat das jetzt gemerkt. Die Schwester hat uns halt erklärt, dass das unwillkürlich ist, dass das nichts zu bedeuten hat und das eben normal ist, dass das passiert. Das versucht man sich dann immer wieder einzureden, also sich bewusst zu machen einfach. Aber, wenn dann wieder so ein Zucken kommt, dann ist mal kurz, ist dieses, …, aber im Endeffekt, es gab gar keine Hoffnung, er lag drei Monate im Koma, er ist dann nicht wieder wach geworden." (Interview 6: 9/4-14)

B6, ihre Mutter und ihr Bruder waren durch die Pflege enormen organisatorischen, physischen und psychischen Belastungen ausgesetzt, welche immer wieder von Selbsthinterfragungen der Mutter begleitet waren. Dies führte dazu, dass zwischen Mutter und Tochter immer wieder die Situation und der damit einhergehende Entscheidungsprozess durchgesprochen wurde. Die Angehörigen und Freunde stellten bis auf wenige sehr wichtig gewordene Freundinnen für B6 keine Entlastung, sondern aufgrund der schockierten Reaktionen bei Besuchen eine zusätzliche Belastung dar. Trotzdem hatte B6 die Entscheidung nicht bereut, sondern war froh, während des Sterbeprozesses und ganz besonders beim Eintreten des Todes anwesend gewesen zu sein.

> B6: „Aber vielleicht kann es einem ja leichter gemacht werden, irgendwie, ich weiß nicht. Weil es ist natürlich die Gelegenheit, sich noch mal richtig zu verabschieden, was für denjenigen zu tun, ja vielleicht auch eher im Sinne desjenigen. Ich glaube jeder würde lieber zuhause sterben im Kreise der Familie. Statt irgendwo in einem Krankenhaus oder in einem Heim. Dadurch denke ich eigentlich, sollte es mehr gefördert werden. […] man darauf aber besser vorbereitet wird. Auf die ganzen Konsequenzen, die das hat. Sowohl das positive wie auch das negative, weil es natürlich auch positive Aspekte hat. Man ist da, auch wenn man zufällig nicht in seinem Zimmer ist, man ist im Haus, wenn es soweit ist, wenn er stirbt. Man bekommt nicht den Anruf, „Ihr Vater ist tot.", sondern man ist da und das ist ein ganz, ganz wichtiger Punkt finde ich, der immer betont werden sollte. Wenn man die Leute darauf vorbereitet und da gab es eigentlich kaum irgendein Gespräch, wo wir darauf vorbereitet worden sind." (Interview 6: 23/17-22 und 24/2-13)

Für sich selbst allerdings räumte B6 ein, Angehörigen keine Vorwürfe zu machen, wenn diese sie in einem vergleichbaren Fall, in dem sie selbst nichts mehr davon mitbekäme, in einem Pflegeheim unterbringen würden. Folglich bestätigt sich die Notwendigkeit von Erfahrung, Wissen und Zeit, die es benötigt, eine Einstellung zum Sterbeort zu entwickeln. Im vorliegenden Fall der B6 lagen Erfahrung, Wissen und Zeit, wie auch eine Kommunikation mit anderen hierüber nicht vor. Vielmehr wurde dies erschwert oder verhindert, weil die Menschen im sozialen Netzwerk der Institution oder im familiären Umfeld wichtige Werte, wie z.B. Kommunikationsverhalten, Pflegeverhalten oder rücksichtsvolles Verhalten, nicht teilten. In der Interaktion miteinander wurden die jeweils wichtigen Werte und Normen als voneinander isoliert interpretiert und die Einstellungen nur in Bezug auf das Selbst und den Sterbenden entwickelt.

Der befragte B2 ist dem Alten-/Pflegeheim gegenüber ausgesprochen positiv eingestellt. B2 hatte vorher schon mehrere Verwandte in verschiedenen Formen zuhause, im Krankenhaus und Alten-/Pflegeheimen begleitet und vertritt folgende Einstellung gegenüber dem Alten-/Pflegeheim:

B2: „… das kommt von dem alten Image: „Hach, der ist nicht mehr zuhause, man hat ihn ins Heim gesteckt." Als meine Mutter auf ihren
Wunsch vor elf Jahren sagte, „Ich kann nicht mehr zuhause wohnen",
nun 85, „Ich möchte gerne nach T.", da hat sie ein Appartement genommen, genau Ende März diesen Jahres hat sie gesagt, „Ich will nicht
mehr im Appartement wohnen, ich will gerne auf einer Pflegestation
leben. In einem Zimmer". Die hat das alles selbst gewünscht, sie ist 85
Jahre, die fühlt sich hier wohl, die hat hier eine neue Heimat gefunden,
hier in diesem Heim. […] Aber, eh, als sie anfangs ins Heim in Anfüh-
rungszeichen ging, meinten noch die Verwandten, „Ach, die arme Tante.", die anderen waren alle tot, „Die ist jetzt im Heim." Als die das
Appartement sahen: „Das ist ja schön, das Appartement", mit Verlaub
gesagt, schöner als ihr altes Haus." (Interview 2, 18/1-11)

Die positive Einstellung wird bei B2 auch durch andere Berichte positiver Erlebnisse im Alten-/Pflegeheim im Verlauf des Interviews bestätigt
und von schlechten Erfahrungen in Krankenhäusern oder zuhause kontrastiert hervorgehoben. B2 verfügt über mit Freunden, Bekannten und
anderen Personen kommunizierte Erfahrungen, durch die seine positive
Einstellung zu erklären ist und kongruent verläuft. Seine Einstellung gegenüber dem Alten-/Pflegeheim der im Zentrum des Interviews stehenden Tante ist die, dass diese kompetentes fürsorgliches Personal anbietet
und der Bewohnerin ermöglichte, neue soziale Kontakte zu knüpfen. Ihre Sicherheit und Gesundheit waren gewährleistet und gleichzeitig entstand eine Verbesserung ihrer Wohnsituation. Die Einstellung gegenüber
dem Sterbeort bei B2 ist geprägt von Äußerungen zu einer Betreuung
zuhause, welche personell nicht machbar war oder aus finanziellen
Gründen keine 24-Stunden organisiert werden konnte. Zudem bedeute
die Betreuung zuhause für Angehörige oft Isolation und Belastung. Die
Betreuung Sterbender zuhause stelle – so B2 - überdies unter Umständen
auch eine Gefahr für die Betreuten dar, da sie außerhalb der Öffentlichkeit aus manchmal niederen Beweggründen oder aufgrund einer Überforderung den Angehörigen ungeschützt ausgeliefert seien.

Im Zentrum des mit B2 durchgeführten Interviews steht das Sterbeerlebnis mit der 95-jährigen unverheirateten Tante seiner Ehefrau.
Nachdem diese wegen zunehmender Demenz nicht mehr alleine wohnen
konnte, suchten B2, seine Frau und deren Cousine gemeinsam ein Alten-
/Pflegeheim in der Nähe der alten Wohnung. An der Suche und der Be-

urteilung der infrage kommenden Alten-/Pflegeheime war B2, aufgrund seiner zur Verfügung stehenden Zeit und seiner Vorerfahrung mit anderen Verwandten in ähnlicher Situation, maßgeblich beteiligt. Die Wahl fiel in einer sehr positiven kritischen Haltung von B2 aufgrund der tiefen Verbundenheit gegenüber der Verstorbenen sehr sorgfältig aus.

> B2: „[...] also die Tante war mir, wie sagt man so schön, ans Herz gewachsen. Ich ihr offensichtlich auch. Ich fühlte mich immer wohl bei ihr. Wir wurden fürstlich bedient. Obwohl sie keine wohlhabende Frau war. Sie lebte alleine in einer kleinen Wohnung in Z.. Immer schick eingerichtet, Schmuck, Blumen, immer gebügelte Tischdecken, da legte sie großen Wert drauf. Sie zelebrierte alles." (Interview 2: 2/18-23)

Die Wahl auf dieses Alten/-Pflegeheim wurde u.a. aufgrund der gerade fertiggestellten Renovierung und dem damit einhergehenden hohen Wohnstandard des Pflegeheims getroffen, welches dem persönlichen Geschmack der Tante sowie allen den Einzug bewertenden Angehörigen entsprach und deren eigenes Wohnniveau aufgrund der modernen Einrichtung teilweise übertraf. Die Tante konnte selbst aufgrund der stark ausgeprägten Demenz nicht wirklich in die Entscheidung des Wohnortwechsels mit einbezogen werden. Ein Einzug in eine solche Einrichtung wurde im Vorfeld nicht besprochen. Doch konnten die drei verantwortlichen Angehörigen während ihrer täglichen und mehrere Stunden andauernden Besuche im Pflegeheim die Äußerungen und das Verhalten der Tante als Wohlbefinden deuten.

> B2: „[...] Sie fühlte sich da wohl, sie wurde beachtet, immer super gekleidet, da legte sie Wert und wir legten Wert drauf. Das Zimmer war immer mit Blumen versehen. Und, ehm, sie war bei den Mitbewohnern beliebt, auch bei den Männern. Es entwickelten sich kleine Freundschaften, in Anführungszeichen. Ganz reizend in dem Alter." (Interview 2: 3/12-15)

Weitere Angehörige aus der Familie wirkten nicht auf diese Entscheidung ein. Der gesamte Aufenthalt über die dann folgenden vier Jahre sowie der Sterbeprozess hinterließen in B2 nur positive Erinnerungen und Gefühle, was ihn zu der Aussage bewegte, sich ein Sterben wie das der Tante zu wünschen und, dass es sinnvoll sei, dies nach Möglichkeit zu planen und durch eine Patientenverfügung anzustreben.

Eine häusliche Betreuung der Tante kam aus mehreren Gründen nicht in Betracht. Die Wohnung war zu klein, um hier noch eine weitere Person zur 24-Stunden-Pflege unterzubringen. Die drei sich für die Tante verantwortlich fühlenden Angehörigen konnten die Pflege oder eine Unterkunft bei sich zuhause aus beruflichen oder Altersgründen selbst nicht auf sich nehmen. Aufgrund der vorherigen Pflege von Angehörigen und durch den Erfahrungsaustausch mit Gleichaltrigen sowie den vielzähligen Besuchen von Bekannten und Verwandten in Alten-/Pflegeheimen konnte B2 die Wahl dieses Sterbeortes als der Tante voll und ganz gerecht werdende Lösung in Betracht ziehen. Dieser Prozess hatte zudem die notwendige Zeit den Entscheidern überlassen, ihre Einstellung gegenüber dem bis zum Tod ausgewählten Wohnort zu bedenken. Darüber hinaus stellten sich mehrere infrage kommende Institutionen aktiv durch Sprechstundenangebote dar und alle drei Angehörigen konnten das durch die Institutionen selbst angebotene Informationsangebot von Broschüren, Sprechstunden und Besichtigungsterminen und die in den Medien dargebotenen Beiträge nutzen. Auch trat die Terminierung einer Entscheidung mit Vorboten der zunehmenden Verschlechterung des Allgemeinzustandes der Tante ein.

Eine sich im Verlauf als beste Wahl erweisende Entscheidung konnte unter folgenden Bedingungen getroffen werden. Die Werte von der Verstorbenen, wie z.B. Kompetenz, sehr gute Pflege, Reinlichkeit, Fürsorge, gegenseitige Zuneigung und Aufmerksamkeit, Kommunikation und Aufrechterhaltung gewohnter Bezeugungen des Respekts (z.B. die Anrede Fräulein D.) und Fröhlichkeit waren bekannt und konnten erfüllt werden. Es waren drei Personen an der Wahl gleichermaßen beteiligt. Dies ermöglichte es, sich gegenseitig zu beraten und rückversichern zu können, was für alle die anzustrebende Entscheidung sei. Die Entstehung und Konsequenz dieser Entscheidung konnte, wie die hieraus sich entwickelnden Verpflichtungen, geteilt werden. Das vor der eintretenden Demenz bestehende Netzwerk hatte weiter Bestand und die darin über einander erfahrenen und geteilten Interessen konnten berücksichtigt und erfüllt bleiben, wodurch die Tante indirekt als die erinnerte Person aus der Vergangenheit die Entscheidung beeinflusste.

In diesem Punkt zeigen die beiden so unterschiedlichen Fälle von B2 und B6 starke Parallelen. In beiden Fällen waren die Sterbenden vollkommen von ihren Angehörigen abhängig und in beiden Fällen bewirkte die weiterbestehende Verbundenheit und die Erinnerung an die von der abhängigen Person kommunizierten Werte die Initiative der Angehörigen, den richtigen Sterbeort auszuwählen.

Eine weitere Parallele ist in der Einstellung der Angehörigen gegenüber dem Sterbeort der Institution Alten-/oder Pflegeheim auszumachen. Zwar wünschen sich B6 wie B2 eigentlich, am liebsten zuhause zu sterben, da sie sich das Sterben in vertrauter Umgebung am schönsten vorstellen. Doch trotz des Wunsches ziehen sie aus ihrer Erfahrung, ihrem Wissen und ihrer Vorstellungskraft, wie belastend und schwierig eine Pflege für andere sein kann, in Betracht, sich selbst auch in ein Alten- oder Pflegeheim zu begeben. Dies bewirkt eine Einstellungsveränderung.

> B6: „Hauptsache meine Familie hat nicht drunter zu leiden. Also, wenn
> mir jetzt dasselbe passieren würde wie meinem Vater, wenn ich jetzt
> einen Schlaganfall bekäme, wenn ich im Koma liegen würde, ich wäre
> meiner Familie nicht böse, wenn sie mich im Pflegeheim geben würde.
> Ich würde nicht von ihnen verlangen, dass ich zuhause gepflegt werde.
> Ist es auf unbestimmte Zeit, wenn ich also nichts mehr mitbekomme,
> wenn ich im Koma liege, ist es eine Belastung. Also ich würde jetzt in
> der Situation nichts anderes tun, meinen Vater also niemals ins Heim
> geben, aber wenn ich irgendwie später mal Kinder habe, und, die vielleicht nicht so gut mit der Situation klarkommen würden also, die Mutter dann beim Sterben zu beobachten quasi, wäre ich niemandem böse,
> wenn man mich ins Pflegeheim geben würde. Das ist so. Das ist, man
> bekommt so ein Verständnis für andere, wie die sich in der Situation
> fühlen müssen." (Interview 6: 20/25-21/2)

> B2: „..., die Art des Sterbens, wenn ich so sterben könnte wie die Tante,
> wär ich glücklich, das kann man sagen, aber da kann man nicht drüber
> verfügen, ..." (Interview 2: 25/4-6)

Auch andere Befragte hatten die Einstellung zum gewünschten Sterbeort verändert, nachdem sie selbst in der Erfahrung und in der Interaktion in sozialen Strukturen, Werte entwickelt hatten, die so vorher nicht artikuliert wurden.

B5: „… aber wir beide, mein Mann und ich, haben uns ganz genau überlegt, ob der eine sich dem anderen zumuten kann. Wenn dann eine
ganz schwierige Situation kommt, und die wird kommen, das ist ja so
sicher wie das Amen in der Kirche, dann weiß ich ganz genau, dass er
es nie leisten könnte, mich zu versorgen und dann habe ich gesagt:
„…Dann gehe ich ins Hospiz und dann kannst du jeden Abend nach
Hause gehen, in deinem Bett schlafen, wenn du willst und umgekehrt
genauso, und dann kann das Sterben auch im Hospiz stattfinden." Also
mit unserem Sohn hat alles zuhause stattgefunden, aber das war ein
ganz besonderer Verlauf der Erkrankung. Das war gnadenlos." (Interview 5: 1/12-21)

Anhand der Ergebnisse kann gefolgert werden, dass der Umgang mit
Sterben als *Expertenwissen* betrachtet werden kann und der Sterbeort ein
Ort ist, an dem es notwendigerweise eines Expertenwissens bedarf. Die
Institutionen Krankenhaus, Alten- oder Pflegeheim vermittelten kein
Wissen über ihre Institution als Sterbeort oder über alternative Sterbeorte. Gründe hierfür sind die unterschiedlichen Ziele, die das Ärztepersonal neben der Aufklärung von Angehörigen in der Institution zu verfolgen hat sowie Kommunikationsschwierigkeiten zwischen den Experten
der Institution und den Angehörigen. Ein weiterer wichtiger Grund, warum die Institution nicht über die verschiedenen Formen des Sterbens
und der Sterbeorte informiert, ist ihr Wissensdefizit über Sterben und
Sterbeorte außerhalb der eigenen institutionellen Grenzen. Expertenwissen in der Institution Intensivmedizin einer Universitätsklinik schließt
Expertenwissen über das Sterben an einem anderen Sterbeort aus, wenn
Ärzt(inn)en dies nicht selbst in einer Sterbesituation privat sammeln
konnten. Folglich werden die Einstellungen der sozialen Netzwerke und
Institutionen sowie der Individuen nicht miteinander verglichen. Dies
bedeutet unter Berücksichtigung des Symbolischen Interaktionismus,
dass in der Umgebung der Befragten und der Institutionen keine Interaktion oder Interpretation stattgefunden hatte und deren Einstellungen
entwickelt werden konnte. Die Einstellungen sind geprägt durch Vorur-
teile und Unwissen. Sie werden nicht überprüft und zur Rechtfertigung
einer Handlung herangezogen. Die Einstellung gegenüber Sterbeorten ist
als relativ starr einzuschätzen, da sie erst durch ausgeprägte Sterbeerfah-
rungen geändert wird, wie z.B. in dem Fall, dass ein Alten-Pflegeheim
oder Hospiz in Betracht gezogen wird, wenn zu einem früheren Zeit-

punkt Sterbende zuhause betreut wurden. Nicht nur die Einzelnen erlangen ohne eigene Erfahrungen keine Kompetenzerweiterung, sondern die Institutionen ebenso nicht, weil ihnen die Bedürfnisse und Vorstellungen der Individuen in Bezug auf das Sterben und den Sterbeort nicht übermittelbar sind.

6.3 Einstellung gegenüber Nahestehenden am Sterbeort

Nur zwei von den acht Befragten konnten ihre Angehörigen an dem Ort betreuen, wo die Sterbenden es sich direkt gewünscht hatten.

> B5: ... „Eltern, ich möchte zuhause sterben" und wir haben ihm das ermöglicht. Aber ich weiß, was das für eine schwere Aufgabe war." (Interview 5: 2/11-13)

Der Sohn von B5 hatte als 33-Jähriger in dem Augenblick, als sich innerhalb weniger Wochen nach der Diagnose klar abzeichnete, er müsse trotz weiterer Therapien bald an der Erkrankung sterben, alle vorherigen Aktivitäten, seine Selbstständigkeit zu erhalten, abgebrochen. Der Verlauf der Krankheit erforderte eine rasche Umsetzung der Vorbereitungen für den Einzug des Sohnes. B5 besaß das Wissen, wie man ein Krankenzimmer einzurichten hatte. Trotz enormer Leistungsbereitschaft und der erfolgreichen Umsetzung des Wunsches erkannte B5, dass die Realisierung zum einen durch sie selbst und der ihr zur Verfügung stehenden Zeit und nur durch den absehbar kurzen Verlauf der Krankheit sowie durch die Unterstützung der Freundin und der Schwester des Sterbenden möglich war. Gleichzeitig wurde erkannt, dass solch eine schwierige Erkrankung nicht ausreichend durch Ärzte, die kompetent ambulante Schmerztherapien durchführen können, begleitet war. Diese Erfahrung bewirkte nach der Verarbeitung des Sterbeerlebnisses ihres Sohnes ein erfolgreiches ehrenamtliches Engagement der Befragten, sich in der ambulanten Hospizpflege für eine Verbesserung der Versorgung Sterbender zuhause und in den Institutionen einzusetzen. Ihre eigene Einstellung durch dieses Erlebnis und der Erfahrungen in der Hospizarbeit sowie das Wissen, welche Belastung es für den Sohn wäre, ließen sie die deutliche Aussage gegenüber ihrem Mann machen, selbst nicht zuhause sterben zu wollen.

> B5: „Kompetente Ärzte, die haben wir nicht gehabt, die haben damals alle so ein bisschen versucht, mit der Schmerztherapie. Der hatte ja Schmerzen, also wenn Nerven sich verabschieden, das ist unbeschreiblich. Und als er dann hier war, das war dann auch bald das Ende. Heute, mit Palliativ-Netzwerk wäre er natürlich in eine Pflege eingebunden: Palliativ-Netzwerk, das sind Ärzte, die helfen Tag und Nacht. Was waren wir manchmal nachts ratlos. Also das würde heute schon anders laufen. Ich würde es, immer wieder zuhause versuchen. Nur nicht wir zwei Alten, mein Mann und ich. Wenn wir hier alleine leben, wir möchten nicht unserem Sohn, der hier in Z. lebt, der Mediziner ist, das zumuten." (Interview 5: 2/26-3/4)

In einem weiteren Fall von B9 wechselte die 80-jährige Mutter bei zunehmender Verschlechterung des Allgemeinzustands durch eine Tumorerkrankung von ihrem Zuhause in ein Krankenhaus. Dieses Krankenhaus befand sich in nächster Nähe zu einem der sieben Kinder, von der sie sich in diesem Zustand der plötzlich eingetretenen pflegerischen Abhängigkeit in bester Obhut wusste.

> B9: „Ich hatte noch Urlaub gebucht, wir hatten ein paarmal telefoniert, da hat meine Mutti dann gesagt „Ich möchte zu S. nach Z." Dann kam sie hier an. Eigentlich, … ja …, völlig reduziert mit allem, aber geistig ganz wach und klar. Und ich hab dann hier mit den Ärzten gesprochen. Das war für uns alle klar, dass wir meine Mutti palliativ begleiten, Chemo und Bestrahlung hätte meine Mutti nie mitgemacht, das wollte sie auch nicht." (Interview 9: 2/5-11)

Die Bedrohlichkeit der körperlichen Symptome wurde von B9 aufgrund des Wissens als Krankenschwester schon im Vorfeld richtig eingeschätzt und von dem behandelten Arzt durch entsprechende Diagnostik bestätigt.

> B9: „Sie kam erst mal mit dem Wunsch zu mir, dass sie hier in guter Obhut ist. Dann hat sie mit dem Chefarzt gesprochen, und als ich dann abends zu ihr kam, sagte sie, da haben wir uns so unterhalten, dann sagte sie „Was meinst du, habe ich noch eine Chance?" Und dann habe ich ihr ganz ehrlich gesagt „Mama, wenn, dann nur eine ganz, ganz kleine." Dann sagt sie „Gut". Dann warteten wir erst einmal die Untersuchungsergebnisse ab und dann schauen wir weiter. Und der Arzt war

natürlich ob unserer Entscheidung, dass wir gesagt haben, wir wollen keine Therapie, ein bisschen zurückhaltend und hat gesagt „Lassen Sie uns erst einmal ein paar Untersuchungen machen, damit ich weiß, auf wessen Befund fußt eigentlich ihre Entscheidung, dass sie sagen, palliativ einfach begleiten oder" und dann wurden also EKG, Thorax und alles gemacht, und das war dann niederschmetternd und deswegen auch meine Erzählung von dieser Oberschenkelhalsfraktur (einige Monate zuvor), wo ich der Meinung war, dass man da schon den Krebs gesehen hat und dass da keiner reagiert hat. Denn in der Lunge war ein Tumor, der war größer als das Herz und der hat schon infiltriert in die Speiseröhre, überallhin, und ich denke, das hätte man vor einem dreiviertel Jahr, wo ich so dachte, die Mutti nimmt so ab, das stimmt irgendetwas nicht, schon hätte sehen können." (Interview 9: 2/19 – 3/3)

Daraufhin konnte rechtzeitig der Sterbeverlauf von allen Beteiligten organisiert werden. Die Sterbende und alle Angehörigen konnten sich im Rahmen des rapiden Verlaufs angemessen in ihrer Situation emotional und kognitiv zurechtfinden. Somit wurden die Erwartungen der Sterbenden und die der Angehörigen so erfüllt, dass die gesamte Situation im Nachhinein als sehr gut beschrieben wird. In dieser Bewertung spielte vor allem die zum Ende hin doch noch gelungene medizinische und persönliche Betreuung der Sterbenden eine maßgebliche Rolle. Die Sterbende konnte trotz massiv einschränkender Symptome relativ schmerzfrei gehalten werden und sie hatte Gelegenheit, persönliche Interessen und vor allem Gedanken zum Sterben und dem Tod mit dem behandelnden Arzt auszutauschen. Allen Angehörigen bot sich die Möglichkeit, der Sterbenden nah zu sein. Trotz der kurzen Zeit erreichte die Sterbende eine den Tod annehmende Einstellung und konnte sich darüber auch mit der Tochter austauschen und ihrer Persönlichkeit positiv und aktiv Ausdruck verleihen. Ermöglicht wurde das positive Sterbeerlebnis trotz der Trauer durch das rechtzeitige Erkennen der Symptome und deren Bedeutung durch B9, die daraufhin alle notwendigen Maßnahmen einleitete. Das Wissen als Krankenschwester von B9, wie wichtig es ist, einen Sterbenden zu verabschieden sowie ihre Rolle in der Familie, in „lebensnahen Situationen" (vgl. Interview 9: 8/22-26) die Entscheidungsinstanz unter den Geschwistern zu sein, bewirkte das absolute Vertrauen der Angehörigen in die getroffenen Entscheidungen durch B9.

In den Interviews 5 und 9 konnte deutlich gemacht werden, dass die Einstellung zum Sterbeort gegenüber dem Wunsch, in der Nähe von Menschen zu sein, zu denen sie in dieser bedrohlichen Situation das größte Vertrauen haben und die ihnen die größte Sicherheit gewährleisten, sekundär ist. In den beiden vorliegenden Fällen wurde ein Sterbeprozess dem Wunsch der Sterbenden entsprechend erfüllt und dies unter Einbezug der den Betreuenden zur Verfügung stehenden Möglichkeiten. Aufgrund der Berufstätigkeit der Tochter im Fall 9 wäre es undenkbar gewesen, eine Betreuung bei der Mutter zuhause unter den gleichen optimalen Bedingungen zu erfüllen, wie dies hier dann tatsächlich der Fall war. In beiden Fällen spielte die Hoffnung, dem nahenden Tod doch noch entrinnen zu können, ganz zu Anfang der neu geformten Sterbeort-Situation eine Rolle. Diese geht jedoch in den recht bald einsetzenden und in beiden Fällen nicht planbaren und nur zu einem gewissen Grad kontrollierbaren Abläufen verloren. Die im Nachhinein positive Einstellung der Befragten zu dem Sterbeerlebnis und dem Sterbeort lässt sich damit erklären, an jedem jeweiligen Ort den Wunsch der Sterbenden optimal erfüllt zu haben. Die Angehörigen konnten anwesend sein und das in einem sozialen Umfeld und in einer Umgebung, die dies unterstützte. Im Fall von B5 waren zwar die Schmerzen in Verbindung mit der Erkrankung ein Problem, das aus heutiger Sicht zu der Annahme verleiten würde, es wäre für den Sterbenden besser gewesen, in einem Krankenhaus betreut zu werden, was die Beispielhaftigkeit der Einstellung zum Sterbeort Zuhause abschwächen könnte. Doch ist in diesem Zusammenhang fraglich, ob die eingeschränkte Schmerztherapie wirklich an die Hausärzte und den Sterbeort gebunden ist, da die Systematisierung von Schmerztherapie und die progressive Gabe von Schmerzmitteln in Deutschland insgesamt, also auch für Krankenhäuser, erst seit Mitte der 1990er Jahre existieren (vgl. Zenz 2003: 287).

6.4 Sterbeorte Zuhause und Krankenhaus

„Die denken, das passiert zuhause oder im Krankenhaus, dann kommst du halt nicht mehr raus." (Interview 1: 8/3 – 4)

Im Fall B7 war die Situation von Beginn an sehr stark dadurch geprägt, dass dem befragten Sohn der Verstorbenen die ernsthafte Lage seiner erkrankten Mutter erst einen Monat vor deren Sterben bewusst wurde, obwohl diese schon zwei Jahre zuvor schwer erkrankt war und entsprechende Chemo-Therapien und Bestrahlungen auf die Bedrohlichkeit einer todbringenden Krankheit einen Hinweis bringen konnten. Warum der befragte Sohn erst ein Jahr zuvor über die Erkrankung informiert wurde, konnte er sich nicht erklären und dies in der Auseinandersetzung mit dem Bruder und dem Vater nicht aufklären.

> B7: „Da ist wohl irgendetwas gewesen, zwei Jahre vorher, wo sie operiert wurde und dann dachte man noch, es sei okay, und dann gab's eine Chemo, (überlegt) es gab zuerst eine Operation dann ein Jahr später gab's wieder eine Operation und eine Chemo und dann habe ich überhaupt zum ersten Mal erfahren, dass meine Mutter krank ist. Das ist nie erzählt worden. Das ist von ihr und meinem Vater, wurde mir das nicht erzählt. Ich habe im Nachhinein erfahren, 2002, dass sie wieder ins Krankenhaus müsste, und sie ist dann auch nach Weihnachten ins Krankenhaus gekommen und ist für die nächsten drei Monate im Krankenhaus geblieben, und ist dann im März verstorben. Das heißt, bis zu diesem Zeitpunkt wurde mir nicht gesagt, wie gravierend das ist. Ich habe das selber quasi, ich konnte mir das selber nur zusammenreimen. Da wurde nie bei uns geredet darüber." (Interview 7: 1/24 – 2/11)

B7 versuchte die Erlebnisse mit seiner durch starke Schmerzmittel behandelten Mutter zu verarbeiten, um deren Lage einzuschätzen und sich der Bedürfnisse ihrer bewusst und klar zu werden. Hierzu ist ein tatsächlicher Austausch zwischen den beiden nicht mehr möglich, da sich die Schmerzmittel so sedierend auswirken, dass die Mutter sich nicht mehr ihrer bis zu diesem Zeitpunkt Persönlichkeit entsprechend ausdrücken kann.

> B7: „Durch den Krebs gab's halt diese Sache mit den Schmerzmitteln, die dazu führen, dass meine Mutter nicht mehr meine Mutter war, ich sag es jetzt mal etwas salopp. Was mich sehr betroffen gemacht hat an die-

ser ganzen Geschichte, war, wie die Persönlichkeit sich auflöst. Die Persönlichkeit, die ich kannte, löst sich auf, dadurch, dass sie so stark sediert ist, dass normale Kommunikation nicht möglich ist." (Interview 7: 2/13 – 17)

Darüber hinaus wird die Atmosphäre durch die Auslassung der Information und durch die damit einhergehende Irritation des Sohnes belastet.

> B7: „Nun war ich auch sehr böse darüber, dass man mir nicht gesagt hatte, wie schwer die Krankheit ist, ich konnte mich nicht in Ruhe verabschieden." (Interview 7: 2/18 – 19)

Zudem ist der Aufbau der Kommunikation über die Lage, über einen Istzustand und ein angestrebtes Ziel gewohnheitsmäßig vorher nicht praktiziert worden und kann unter den gegebenen Umständen auch nicht mehr eingeübt oder ausprobiert werden.

> B7: „Also in dieser Familie wird nicht viel gesprochen, und über unangenehme Dinge sowieso nicht. Und immer wenn es so schwierig wurde, dann wurde erst recht nicht gesprochen. Die grundsätzliche Strategie ist, wenn ich nur lange genug den Kopf einstecke, dann vergeht das Problem." (Interview 7: 4/4 – 7)

Somit stand der Sterbeprozess zu Beginn unter Bedingungen, in denen familieninterne Spannungen, medizintherapeutische Maßnahmen und Kommunikationsdefizite die Einstellungsausbildung des B7 verzögerten. Allein dieser Umstand des nicht im Vorfeld durch Angehörige, die Sterbende oder durch das medizinische Personal bekannt gemachten Allgemeinzustands und das Auslassen, sich über das Sterben im Vorfeld zu unterhalten, gestalten die Einstellungsanalyse des B7 ausgesprochen komplex. Es gibt mehrere Gründe, warum B7 die Einstellung zum Sterbeort Krankenhaus in der Weise ausbildet, in der sie vorliegt, was nicht nur auf ihn selbst zurückzuführen ist, sondern ebenso auf die Mutter, die Familie und die Institution Krankenhaus (hier vertreten durch das Personal einer gynäkologischen Privatstation). Bei allen Teilnehmer(inne)n der Interaktion wirken wiederum genauso wie bei B7 selbst, Erfahrung, Wissen, Kommunikation, soziale Netzwerke, Emotionen und angestrebte Ziele der bestehenden, sich entwickelnden und sich verändernden Einstellungen.

Nachdem die persönlichen Orientierungsschwierigkeiten und die Verortung des Selbst in dieser Situation geklärt waren, nahm B7 die bemerkten Defizite und die knapper werdende Zeit bis zum Tod der Mutter zum Anlass, seine eigene Einstellung und Handlungsmöglichkeiten gegenüber der Situation zu überprüfen.

> B7: „ [...] einer der Gründe war, weil meine Mutter hat ein Leben lang für uns gesorgt. Ich hatte in unserer Familie bestimmt die beste Beziehung zu meiner Mutter. Und ich es unerträglich fand, weil ich den Eindruck hatte, das ist also meine persönliche Betroffenheit in der Geschichte, dass mein Bruder und mein Vater dafür gesorgt haben, dass sie im Krankenhaus bleibt. Damit sie, ich sage mal, keine Arbeit hatten. Um es überspitzt zu formulieren. Und ich das total unfair fand, weil ich dachte, sie hat sich immer um uns gekümmert, und das ist irgendwie das Mindeste, dass wir uns um sie kümmern. Und ich wollte auch, sie hat halt auch in dem Haus gelebt, sie möchte, dann war's meine Vorstellung, dass sie dann wahrscheinlich auch da sein möchte, wenn ersichtlich ist, dass sie stirbt. Ich habe mitgekriegt, dass das natürlich eine Heidenangst auslöst, die Tatsache, dass man stirbt. Und dann hätte sie wenigstens eine angenehme Umgebung gehabt, das wäre mir wichtig gewesen und weil es dann auch leichter für mich gewesen wäre, mit ihr mehr Zeit zu verbringen." (Interview 7: 3/1 – 13)

B7 musste sich über seine eigene Einstellung und die seiner Mutter im Klaren werden. Es stellte sich die Frage, wie B7 beiden Einstellungen gerecht werden und diese umsetzen könne. Hinzu kam, sich über die Einstellung der umliegenden Personen, die mit diesem Prozess in enger Verbindung standen, zu informieren und zu erkunden, was an Handlungsalternativen zu der jetzigen ‚Handlung des Belassens' zur Verfügung stünde.

> B7: „Also ich wusste es halt nicht, ich wusste es nicht, und wenn ich gefragt habe, dann kam von meiner Verwandtschaft keine Antwort. Ich habe dann irgendwann mal darauf bestanden, bei dem Arzt dabei zu sein. So einen Monat vorher, bevor sie verstorben ist, und der hat dann klar gesagt, dass das zu Ende geht. Relativ zügig jetzt zu Ende gehen wird, und da habe ich zum ersten Mal die Antwort gekriegt. Da habe ich auch schon gefragt, ob wir die Mutter nicht mit nach Hause nehmen können, und dann hat der gesagt, ja es wäre möglich. Natürlich jetzt nicht vom Rest meiner Familie, also von meinem Vater oder meinem Bruder, sondern das wurde immer so verkauft, ‚Nein, die im

Krankenhaus, sie kümmern sich, da hat sie keine Schmerzen.'
usw.."(Interview 7: 6/24 – 7/1)

B7 strebte die Kooperation mit anderen Familienangehörigen und der
Institution Krankenhaus, vertreten durch die Ärzte und das Pflegepersonal, an und muss sich wegen den davon differierenden Vorstellungen des
Vaters und des Bruders selbst erst einmal in seiner Einstellung stabilisie-
ren, um sich über die eigenen Sorgen und Fragen zu den unbekannten
Handlungen in der Zukunft und über die Bedenken der anderen hinweg-
zusetzen und handlungsfähig zu sein.

> B7: „Das hätte mich wahrscheinlich auch selber überfordert, das will ich
> gar nicht abstreiten, aber, das sind ja alles Sachen, die man organisieren
> kann. Man kann ein Pflegepersonal organisieren, Medikamente organi-
> sieren, das wäre alles kein Problem gewesen. Und das ging jetzt alles ir-
> gendwie nicht und, weiß ich nicht was. Das wurde dann immer auf die
> lange Bank geschoben. Es wurden immer irgendwelche seltsamen Ar-
> gumente gefunden, warum es nicht sinnvoll ist, dass meiner Mutter
> nach Hause kommt. Und meine Eltern waren eigentlich recht vermö-
> gend, das heißt, es wäre also eigentlich überhaupt kein Problem gewe-
> sen. [...] Und das wurde halt immer mit irgendwelchen obskuren Sach-
> argumenten verschleppt, also, so, „Ja, wenn sie Schmerzen hat, dann
> können wir uns nicht kümmern" oder, „Dann, wenn etwas passiert,
> dann können wir uns nicht kümmern." Und natürlich ist das eine un-
> angenehme Aufgabe und eine Aufgabe, die für mich auch wahrschein-
> lich schwierig gewesen wäre. Nun einmal feststellen zu müssen, dass
> ein Mensch, der sich um mich gekümmert hat, ich mich nun um den
> kümmern muss. Aber das wäre vielleicht auch mal richtig gewesen."
> (Interview 7: 1/24 – 5/9)

Die Gründe, warum die Mutter nicht mehr zuhause sterben konnte, hatten zu einem gewissen Teil mit der Schwere und dem raschen Verlauf
der Krankheit zu tun. Doch zeigt sich ebenso deutlich, wie die Wahl des
Sterbeortes und der Verlauf des Sterbens den Wert- und Normvorstel-
lungen der Beteiligten unterliegen und dadurch die Beteiligten in ihrem
Verhalten und ihrer Einstellung zum Sterbeort bestimmt werden. Zu Beginn der beschriebenen Situation existierte die allgemein anerkannte
Norm, Kranke in einem Krankenhaus zu versorgen, da hier die optimalen Qualifikationen in Personal und Technik vorhanden sind.

Eine Norm ist besonders deutlich in ihren Auswirkungen auf die Einstellungsfindung, doch vollkommen unklar in ihrer Ursache und in ihrem Zweck zu erkennen: der Allgemeinzustand der Mutter wurde nicht kommuniziert. Es wurde hierzu keine Aussage gemacht: keine in Bezug auf die Annahme der Allgemeinzustand könne sich bessern sowie keine dazu, dass sich ihr Zustand verschlechtern könnte. Dass es sich um eine von allen (außer B7) betrachtete Norm handelte, nicht über die Wahl des Sterbeorts der Mutter zu sprechen, lässt sich daraus ableiten, dass sich (laut B7) die Sterbende selbst, das Pflegepersonal, die Ärzte und die Familie einheitlich verhielten und niemand eine mögliche oder angestrebte Veränderung der Situation seit dem Arztgespräch einen Monat vor dem Tod bis zum Tod der Mutter ansprach.

> B7: „Ich kann nicht sagen, dadurch, dass mein Vater die Sachen größtenteils von uns abgehalten hat, was faktisch passiert ist. Aber ich würde auf jeden Fall, ich finde es absolut zwingend, dass das Interesse vom Krankenhaus meiner Meinung nach sein müsste, wenn die die Einschätzung gewinnen, dass es der Familie möglich ist, organisatorisch oder finanziell oder so etwas, dann sollten die eigentlich ganz klar sagen, „Also das ist eine sterbende Person, da gibt es nichts mehr an Heilung und wir finden es sinnvoll, wenn die Person zuhause verstirbt, und es gibt eben jene Möglichkeiten …" und das auch wirklich aktiv nahelegt. Also, sowas muss möglich sein, meiner Meinung nach, dass die sagen, „Wir haben hier einen arbeiten, die können wir Ihnen in die Wohnung schaffen, und wir haben Pflegepersonal, wenn das nötig ist oder so, die sich darum kümmern können.", A, dass das aktiv von denen betrieben wird, also, weil diese Lethargie im Falle meiner Familie wurde da unterstützt." (Interview 7: 6/11 – 21)

Die unterschiedliche Herangehensweise und Einstellung von B7 und seinem sozialen Umfeld sind nicht nur im Umgang mit dem Sterben und der Einstellung zum Sterbeort begründet, sondern ebenso auf die Unterschiedlichkeit von Werten zurückzuführen, die die Betrachtung und Bewertung von Krankheiten, das Leben und die Sterblichkeit beeinflussen. Für B7 stand vor allem im Vordergrund, der Mutter in der schwierigen Situation all das wiederzugeben, was er von ihr gelernt und erfahren hatte: den Wert der Dankbarkeit und Verantwortung gegenüber Schutzbefohlenen nachzukommen.

B7: „Dann wurde mir mit einem Mal klar, das endet irgendwann einmal. Dieser Punkt halt, auch aus diesem Gefühl heraus, sie hat mir sehr viel gegeben, sehr viel an Ruhe, sehr viel an Zuversicht, an Liberalität und ich habe das jetzt nicht zurückgeben können. Also in ihrer schwierigsten Phase, denke ich so ein bisschen. Ich würde nicht, … dass ich jetzt furchtbar stolz auf mich bin, wenn ich das sage, … aber denke, … ich …, habe ich versagt. Also, weil ich sie nicht zurückgeholt habe. (Pause) Das ist so meins, also ich rede mich so ein bisschen damit raus, dass das so natürlich eine Entscheidung der versammelten Familie hätte sein können, dass ich nur eine Teilschuld habe. Aber das eben bleibt, dass diese Chance vertan ist. Und als ich dann wirklich auf den letzten Metern mal gerafft habe, wie wichtig mir das ist, da war es halt zu spät. Schlimme Sache." (Interview 7: 9/16 – 25)

Mit den ihn an diesem Schritt hindernden Werten und Normen, wie z.B. im Regelfall zu funktionieren und gesund zu sein und nicht über Schmerzen zu klagen, ist er durch die Einstellung des Vaters und die Vorstellung des gesellschaftlichen Umgangs mit alten Menschen und Sterblichkeit konfrontiert. Der Werte- und Normenkonflikt, der sich in einem in den Personen unterschiedlich vorliegenden Einstellungskonflikt austrägt, führte die im Alltag miteinander aufgebauten und stabilisierten Beziehungsgefüge im Sterbeprozess im Fall B7 fort und wurde nicht infrage gestellt oder verändert.

Erst im Verlauf des Prozesses, in dem die Verlegung mit den jeweiligen Institutionen Hausarzt, Pflegemittel-Ausstatter und Krankenhaus organisiert wurde, zeigte sich, dass ein vorher nicht vorhandenes Wissen leicht zu überbrücken gewesen wäre. Dies erwirkte in B7 die Feststellung, dass es auch von der institutionellen Seite stärkere Bemühungen hätte geben sollen, eine standardisierte Form des Umgangs mit Sterbenden und eine Bewusstmachung und Auseinandersetzung mit dem Sterbeort zu installieren.

B7: „Und von dem Moment an, wo ich aktiv betrieben habe, das hinzukriegen, habe ich eigentlich festgestellt, dass es nicht so schwierig ist. Das schwierige war, „Sind die Türen breit genug für dieses Bett", das war das komplizierteste. Und wie gesagt, wir waren relativ vermögend, wir hätten auch irgendwie drei Krankenschwester einstellen können, die 24 h dabei bleiben und sich darum kümmern oder so etwas, das wäre ja kein Ding gewesen. So. Nur wie gesagt, wenn das allgemein gültig ist, dann würde ich sagen, „Bereitet für die Leute ein Blatt vor, wir können jemanden nach Hause bringen, das und das sind die Probleme, das und das sind unsere Lösungen, und das und das kostet das vielleicht", was aber auch egal ist, denn im Krankenhaus zu liegen, das kostet ja sowieso ein Heidengeld, ob du jetzt da oder da liegst, und das denen wirklich sehr, sehr nahe zu legen. Und, dass sie denen auch einmal irgendeinen Psychologen an die Hand geben und sagen, „Hier, überlegt euch wie ihr das möchtet, also möchtet ihr, dass sie hier stirbt oder da stirbt? Was bedeutet das für euch?" Weil, darüber macht man sich keine Gedanken, die machen sich über, also in meiner Familie würde ich sagen, die haben sich nur Gedanken darüber gemacht, wie kommen Sie da am besten wieder raus. Also, wie kann diese Sache vorbeigehen und, dass ich möglichst nicht viel Schaden nehme." (Interview 7: 11/24 – 12/8)

Die Einstellung in B7, dass es notwendig ist, sich mit dem Sterben und dem Sterbeort eines Nahestehenden zu befassen und die Zeit zu nutzen, dem Menschen nahe zu sein, wurde durch dieses Erlebnis stark gefestigt. Er erkennt die Hinderungsgründe durch Verdrängung und Unwissen sowie eigene Kommunikationsschwierigkeiten. Eine Lösungsmöglichkeit für dieses Problem sieht er in einem *institutionalisierten Standard der Deinstitutionalisierung*. Nach B7 sollte es Standard sein, nach der Diagnose „Patient/in stirbt" ein Prozedere in Krankenhäusern in Gang zu setzen, welches zuerst davon ausgeht, die Sterbenden würden zur Versorgung zuhause aus dem Krankenhaus entlassen. Nur dann würde eine Versorgung im Krankenhaus beibehalten werden, wenn Angehörige mitteilten, sie wollten oder könnten die Sterbenden nicht zuhause betreuen. B7 bewertet es als Mangel, dass - solange nicht dagegen agiert wird - der Standard zu sein scheint, dass Sterbende bis zum Tod im Krankenhaus blieben. Dadurch würde den Angehörigen ein wesentlicher Anlass genommen, in sich selbst die Auseinandersetzung mit dem Sterben in Gang zu setzen. Aus Sicht von B7 obliegt der Institution die Aufgabe, ihr Wissen zur Verfügung zu stellen und die Angehörigen und die Sterbenden systematisch aufzuklären. Damit jene in dieser belastenden Entscheidungssituation überhaupt in die Lage kommen, eine Entscheidung zu treffen, müssen sie zum einen psychologisch begleitet und die Sicherheit der Sterbenden zuhause durch eine Begleitung des Hausarztes, eines Sozialarbeiters oder Pflegedienstes gewährleistet werden. Stelle sich dabei heraus, die Umstände für ein Sterben im Krankenhaus seien besser, kann noch immer entsprechend gehandelt werden bzw. die Sterbenden im Krankenhaus verbleiben. In jedem Fall wäre die für den Menschen notwendige Auseinandersetzung mit dem Sterben durch diese Vorgehensweise gewährleistet. B7 glaubt nicht an eine jederzeit allgemeingültig richtige Entscheidung für einen bestimmten Sterbeort, weil ihm auch durch Erlebnisse im Freundeskreis klar ist, zu welchen Belastungen und Zerstörungstendenzen die Betreuung eines Sterbenden in der eigenen Familie führen kann, wenn diese aus unterschiedlichen Gründen damit überlastet wird.

Im folgenden Interview 8 werden die wesentlichen Elemente, die dafür sorgen, dass es zu einer positiven Beeinflussung der Einstellung gegenüber dem Sterbeort Krankenhaus kommt, aufgezeigt. Hier nahm eine Operation mit einem gut prognostizierten Krebsleiden aufgrund einer lebensbedrohlichen Sekundärinfektion nicht den erhofften Verlauf und die 80-jährige Mutter verstarb drei Monate nach ihrem Eintritt ins Krankenhaus an den Folgen eines im Verlauf erlittenen Schlaganfalls und einer Infektion.

Die Bedingungen, unter denen die Sterbeprozesse in den Interviews 7 und 8 stehen, sind in einigen Punkten ähnlich gelagert. In beiden Fällen handelt es sich um die Mütter der beiden Befragten. Das Krebsleiden schränkt die Sterbenden unterschiedlichen stark ein, doch in beiden Fällen ist es Anlass für die Einweisung in eine onkologisch-operative Abteilung, in der diese Patientinnen unter anderen ähnlich erkrankten Frauen liegen und das Personal auf diese Patient(inn)en-Klientel spezialisiert ist. Es sind noch andere Angehörige in den Prozess mit einbezogen, die Befragten haben Geschwister in einem ähnlichen Alter und beide Befragte sind berufstätig.

Die Ausgangslage ist im vorliegenden Fall 8 jedoch eine deutlich andere als in Fall 7. Die Verstorbene hatte im Vorfeld der Operation ihre Lage allen wichtigen Menschen im Umfeld mitgeteilt und mit den ihr Nahestehenden über das Für und Wider der Operation gesprochen. So waren alle Beteiligten auf einem sehr ähnlichen Informationsstand und konnten sich ihre Einstellung zur Operation und den eventuell daraus entstehenden Konsequenzen schon im Vorfeld mitteilen. B8 präsentiert die Mutter als selbstbestimmte Person, die die Geschicke ihres ganzen

Lebens selbst gelenkt hatte, was sich bis zu ihrem Tod und der davor eingetretenen Krise durchsetzte.

Interviewerin: Und sie hat sich mit euch Dreien da beraten? Und Ihr hattet ihr eher angeraten, es zu lassen?

B8: Ja. Weil ihre Konstitution uns so erschien, dass sie sich solch einer Operation nicht unterziehen sollte. Sie hat sich dann bei einem Arzt beraten lassen, also bei dem Urologen dort im Krankenhaus und den hat sie, glaube ich, so ein bisschen bei der Fitness-Untersuchung, auch so ein bisschen an der Nase herumgeführt, also bessere Ergebnisse erzielt, als sie normalerweise war. Dass er zu dem Schluss kam, das kann man durchaus noch machen. (überlegt) (Interview 8: 4/1 - 8)

B8: Also sie hatte vorgesorgt, insofern, dass sie eine Patientenverfügung hatte. Auch alle behandelnden Ärzte darauf hingewiesen hatte, dass sie eine Patientenverfügung hat, falls etwas schief geht. Aber ich glaube, das war mehr so ein magisches Denken. Sie hat das auch gemacht nach dem Motto, „Mir wird schon nichts passieren". Wäre sie sich der Gefahren so bewusst gewesen, dann hätte sie es nicht riskiert. Das war, (überlegt), ich denke, ich denke, sie hatte ihre, ihre Chancen auch überschätzt. Aber es wäre keine Alternative gewesen, diese Operation nicht zu machen für sie.

Interviewerin: Das war nicht vorstellbar?

B8: Nein, sie, wir haben verschieden mit ihr gesprochen, auf verschiedenen Argumentationsebenen, dass sie sich im Klaren ist, was es bringt, die Operation. (überlegt) (Interview 8: 4/26 – 5/5)

B8: … Das war, glaube ich, schon dann der Grund für sie zu sagen „O.K., jetzt ist es gut, jetzt probiere ich auch nicht mehr zurückzukommen." Weil… (Pause)
[…]
Interviewerin: Du glaubst, dass das auf diese Umgebung zurückzuführen ist oder vielleicht auch eine bestimmte Situation? Die sie erfahren hat?

B8: Ich glaube einfach, dass, ich glaube nicht, dass das damit zu tun hat. Dass sie begriffen hat, dass ihr Leben nicht mehr die Qualität haben wird. Dass die Operation ihre Lebensumstände nicht vereinfacht hat oder auch, also so könnte man es nennen, dass sie Ordnung in den

Körper bringen wollte. Das holt man aus dem Körper heraus und dann Ordnung. Dass das so eingetreten ist, dann fand sie es auch nicht mehr interessant. Halt eben bettlägerig wäre für sie keine Option gewesen. [...]

B8: Also bei ihr war das Sterben die konsequente Weiterführung des Lebens. (überlegt) Solange, als sie erkannt hat, dass es, sie ihr Leben nicht mehr selbst bestimmen kann, fand sie es nicht mehr, nicht mehr lebenswert. Sich selbst noch einmal dazu durchzuringen, weil sie doch zu viele Beschwerden hatte. Ihre Zukunft gewesen wäre, im Pflegeheim zu liegen. (überlegt lange) Nein, ich fand es, fand es sehr konsequent, dass es .... Ich denke an sich,... ist meine Mutter immer ein, ... immer ein konsequentes Leben, ... ja, ... ein katholisch konsequentes Leben hat sie geführt. Sie hat ganz klare, ganz klare Maßgaben, aber manchmal konnte man halt auch ein Auge zukneifen, und dann, dann war das auch gut. So, wie das halt für die Katholiken mit der Sünde ist, man kann das ja auch wieder gutmachen alles. Aber sie hatte eigentlich im Großen und Ganzen einen sehr deutlichen Plan, und den, und den hat sie, solange sie konnte, durchgesetzt. (überlegt lange) (Interview 8: 6/17 – 12/21)

Neben dem Wert der *Selbstbestimmung* zeichnet sich in diesen Interviewsequenzen ein Wert des gegenseitigen Austauschs, gegenseitiger Information und der Kommunikation von lebensrelevanten Entscheidungen ab. Es war eine Norm, alle näheren Personen aus dem sozialen Netzwerk „Familie" mit der Lage der Mutter und den Verantwortlichen im Krankenhaus zusammenzubringen, die auch erfüllt wurde. Das Personal und die Ärzte als Vertreterinnen und Vertreter der Institution Krankenhaus erkennen die einzelnen Phasen der Sterbesituation. Allen beteiligten ist dies Anlass, die Sterbende, die Angehörigen und sich selbst aufzuklären, wie der weitere Verlauf der Betreuung geplant sein könnte, um der Situation und den Vorstellungen aller Beteiligter entsprechend weiterhin angemessen handeln zu können.

B8: „Ja, da ist er, das hat mich sehr beeindruckt, dann kam der, der Stationsarzt auch und hat ihr das noch einmal erklärt, hat sie ... (B8 verliert plötzlich die Fassung und kämpft mit den Tränen. Pause) Das rührt mich jetzt so." (weint)

[...]

B8: „Nein, das geht schon jetzt. Der hat sie so an ihrer Hand genommen und gestreichelt, was ich sehr nett, sehr menschlich fand, hat noch einmal genau erklärt, was sie jetzt machen, dass sie ihr jetzt nur noch schmerzlindernde Mittel geben, und nicht weiter versuchen, ihr Leben zu verlängern. Und ob sie das denn auch alles verstanden hätte und sie hat darauf reagiert. Ich weiß nicht, ob sie wirklich noch gehört hat, meine Mutter war unglaublich schwerhörig, aber, dann war das auch eine Situation, in der der Körper auch viel mehr Kräfte freisetzt. Weil ihr klar war, jetzt ist schon eine, eine entscheidende Situation eingetreten."

Interviewerin: „Die Situation, dass der Arzt ihre Hand nimmt, war das eine neue Situation oder hat er das vorher auch schon einmal gemacht?"

B8: „Die waren, im Krankenhaus, die waren alle, recht körperlich. Also, sie haben zum einen darauf geachtet, dass die Patienten immer anständig aussahen, also das Damenbärtchen wegrasiert oder, dass sie gekämmt waren, alle Patienten, bei denen ich das so beobachtet hatte, waren in einem sehr guten, sehr guten Zustand gepflegt, keinen, keinen Dekubitus, soweit ich das mitbekommen habe. Sie waren, sie waren zugewandter. (überlegt) Normalerweise war das Arztgespräch natürlich kürzer. Es war auch überhaupt weniger Gespräch." (überlegt)

Interviewerin: „Das Gespräch war länger?"

B8: „Das Gespräch war länger. Das war der Situation ganz und gar angemessen. Sehr würdevoll. Also er hat auch uns mit einbezogen, er hat, um uns zu sagen, was es genau bedeutet und sich vergewissert, dass wir von dieser Patientenverfügung wissen und also alle, alle formalen Eckpunkte hat er bestritten, aber ohne dass du das Gefühl hattest, der geht jetzt seine Checkliste durch, was er sagen muss. Also das fand ich sehr, sehr würdevoll auch, auch gegenüber ihr, als sie, wie heißt das, als sie nicht mehr im Vollbesitz ihrer geistigen Kräfte war, diese nicht abzuerkennen. Zu sagen, sie hat jetzt gesagt, es ist jetzt soweit, und, das, das hat mich sehr, sehr bewegt." (überlegt) (Interview 8: 7/23-8/27)

In den vorangehenden Interviewsequenzen werden die Werte der Kommunikation und der Berücksichtigung der individuellen Leistungsfähigkeit der Sterbenden unter außergewöhnlichen Bedingungen hervorgehoben. Auch spielt es eine besondere Rolle, wie gut es dem behandelnden Arzt gelang, auf die *unausgesprochenen* Bedürfnisse seiner ihm anvertrauten Patientin und ihrer Angehörigen einzugehen und dies als ein normales Vorgehen zu vermitteln. Damit hätte B8 nicht gerechnet, da sie eine andere Einstellung gegenüber dem Krankenhaus und den institutionalisierten Strukturen hatte, welche die Betreuung Sterbender nicht so gut berücksichtigen könnten. B8 hatte im Vorfeld keine Erfahrung mit der Betreuung Sterbender in Krankenhäusern. Überdies, dass man der Sterbenden so viel Zeit schenkte, ging man auch auf ihre spirituellen Bedürfnisse ein. Diese Erfahrung bewirkte sofort eine Einstellungsveränderung und festigte die nun gewonnene positive Einstellung auch weiterhin.

> Interviewerin: „Hattest Du nicht damit gerechnet? Hat Dich das überrascht?"

> B8: „Das hat mich überrascht, ja. Ich hatte, es ist, dieses Krankenhaus ist wie alle Krankenhäuser, es ist, sie haben viel zu viel zu tun und sie haben viel zu wenig Menschen, und, dass sie sich viel Zeit nehmen, das hat mich positiv überrascht, ja. (überlegt) Und dafür, das ist einer der Faktoren, bei denen ich denke, das ist vielleicht, weil es ein kirchliches Krankenhaus ist. Dass die eh eine andere Einstellung haben. Also das ist eine Vermutung von mir." (Interview 8: 8/28-9/4)

Zwar hat die Sterbende und ihre Angehörigen aufgrund der Isolationsbestimmungen im Zusammenhang mit einer durch die Operation aufgetretenen Infektion nicht die Wahl, vielleicht an einem anderen Ort zu sterben, da die entsprechenden Maßnahmen nicht außerhalb des Krankenhauses durchgeführt werden konnten. Doch wesentlich ist, dass sich die Einstellung ihrer Tochter B8 durch diese Erfahrung positiv gegenüber dem Krankenhaus verändert hatte. Zu begründen ist die Einstellungsveränderung mit der Erfahrung, dass es in dem Krankenhaus möglich ist, individuelle Werte zu berücksichtigen. Ebenso, dass es als normal betrachtet wird, dass Sterben ein besonderer Prozess ist und sich den Kenntnissen oder Erfahrungen sowie deren ethischen Vorstellungen gegenüber den Patienten und Angehörigen angepasst werden kann, um den Sterbeprozess unter für alle Beteiligten positiven Verlauf stattfinden zu lassen.

Durch eine Kooperation lässt sich gegenseitig die jeweilige Perspektive vermitteln und alle Beteiligten profitieren dadurch. Den Sterbenden

und ihren Angehörigen wird Sicherheit vermittelt und die Pflegenden
können durch den Einbezug der Angehörigen patientenorientiert handeln.

> B8: (überlegt lange) „Ich habe mich selten vor Entscheidungen gefühlt, al-
> so dass ich, dass ich, dann hätte ich an der Stelle dies oder jenes getan.
> (überlegt) Ich bin ja der Meinung, dass man immer alles besser machen
> kann. (Lacht) Aber, eine konkrete Vorstellung, dass ich irgendetwas
> deutlich verkehrt gemacht hätte, bei irgendetwas unaufmerksam war
> oder so. Das habe ich nicht, (überlegt) ich schau eigentlich auf diesen
> Prozess, auf diesen Sterbeprozess, (überlegt) ja, zufrieden zurück. Ich
> denke, …das ist, …das war ein, …für alle Beteiligten ist es bestens ab-
> gelaufen, so wie es war."

> Interviewerin: „Kannst Du es noch ein bisschen genauer sagen, woran Du
> das festmachst?"

> B8: „Ich denke meine Mutter war, war am besten so betreut, wie sie be-
> treut war. Das Krankenhaus hat Platz für uns gehabt. Also sowohl für
> unsere Fragen als auch für uns in dem Zimmer und wir wurden nicht
> gestört, …" (Interview 8: 15/3 - 30)

Neben der positiven Einstellungsentwicklung gegenüber dem Krankenhaus ist jedoch eine grundsätzliche Einstellungsveränderung gegenüber
dem Sterben und der Begleitung Sterbender am Ort des Sterbens charakteristisch. B8 hatte eine Sterbende begleitet und sich, im Gegensatz zu
einer vorherigen Möglichkeit, zum ersten Mal voll engagiert. Diese im
Verlauf des Sterbeprozesses erfahrene Entwicklung ist im Wesentlichen
auf den Umstand zurückzuführen, dass B8 hier massiv von der Partnerin
angewiesen, unterstützt und beraten wurde. Das nicht vorhandene Wissen über Sterben und Sterbeprozesse konnte durch die medizinische
Fachkompetenz der Partnerin als Onkologie-Ärztin entwickelt werden.
Dies hatte zur Folge, dass die durch das Ungewisse ausgelösten Ängste
und Verdrängungsmechanismen aufgehoben wurden.

> B8: „Nein. Nein, ich war überhaupt nicht drauf vorbereitet. Das einzige
> war, K. hat mir sehr viel von ihrem Beruf erzählt, von den Nachtdiens-
> ten. In denen sie als Ärztin die einzige war, die bei der Patientin am
> Bett gesessen hat und diese Dinge, die sehr viel passiert sind. Die im
> Wesentlichen dann auch mein Verhalten beeinflusst haben, dass ich
> dann gesagt habe, „Das geht nicht, das darf auf gar keinen Fall passie-

ren, dass Mutter sich dann dort so einsam fühlt." Davor hätte ich eigentlich schon einmal die Gelegenheit gehabt, einen sterbenden Menschen zu begleiten, nämlich meinen alten Chef, der ein halbes Jahr im
Koma gelegen hat. Und da, dahin habe ich mich nicht getraut. Ich hab,
ich hatte, (überlegt) ich hatte Angst ins Krankenhaus oder ins Pflegeheim zu gehen, in dem er lag, und habe mir auch einen, ein ganz per-
fektes Erklärungsgebäude zusammengebastelt. Aber ich hatte Angst,
ihn sterben zu sehen. Es passte nicht in die Rolle, dass mein Chef, der
plötzlich da liegt und sich nicht äußern kann oder sich so gut wie nicht
äußern kann (überlegt). Er war im apallischen Syndrom, das heißt,
Gemütsäußerungen konnte er schon von sich geben oder Musik hören
konnte er. Also Musik hat er wahrgenommen und genossen, hat mir
sein Freund erzählt. Das wollte ich alles, alles nicht sehen. Weil ich,
weil ich Angst hatte davor, weil ..." (Interview 8: 21/20-22/4)

Die Beratung durch die Freundin betraf nicht nur das onkologische
Fachwissen, sondern vielmehr die Art und Weise, wie man sich als Angehörige frei in einem Krankenhaus gegenüber den Ärzten verhalten
kann. Dies gilt insbesondere für den Fall, von ihnen Informationen zu
erbitten und Absprachen zu treffen, ohne sich selbst dadurch einzu-
schränken in dem Gedanken, das Personal damit zu belasten und zu stö-
ren.

> Interviewerin: „Also ..., hast Du dann auch schon mal vorgestellt, wie es
> gewesen wäre, wenn Du zum Beispiel nicht K. gehabt hättest? Oder?"

> B8: „Das habe ich mir ganz sicher vorgestellt. (überlegt lange) Wahrschein-
> lich hätte ich mich wieder davor gedrückt. Und, (überlegt) ohne diesen,
> ohne diesen Input, den sie mir gegeben hatte, mit diesem, „Man darf
> Kranke nicht alleine lassen", dass, „Man stirbt nicht, wenn man einen
> Sterbenden besucht", so. Jeder Mensch stirbt, aber, dass, man muss so
> wenig tun und kann so viele geben. Es ist fürchterlich, fürchterlich, den
> ganzen Tag im Krankenhausbett zu liegen und niemand kommt vorbei,
> außer ein paar Mal am Tag die Schwester mit den Medikamenten.
> (überlegt) Und das musste ich wirklich auch erst ein..., das musste erst
> mal in mein Hirn vordringen, ehe ich das auch aktiv für mich über-
> nehmen konnte. Das, das hat auch mit mir zu tun. Ich wollte natürlich
> auch es aussitzen und sagen, „Ach, ich bin doch bestimmt nur im Weg
> da im Krankenhaus"." (Interview 8: 21/15 – 22/25)

Der Besuch im Krankenhaus und den damit erfüllten Werten, die Mutter nicht alleine zu lassen und sich der Situation zu stellen, mussten mit anderen Einstellungen abgewogen oder ausgefochten werden. B8 befand sich in einer ökonomisch negativen Ausnahmesituation und musste sich besonderen Belastungen zur Gewährung ihrer langjährigen Existenzgrundlage aussetzen. Für das Einkommen selbst erfolgreich zu sorgen, ist in der Gesellschaft und besonders von der Mutter ein sehr hoch angesehener Wert, den B8 bis zu diesem Zeitpunkt sehr erfolgreich erfüllte und aufgrund äußerer Bedingungen gefährdet sehen musste.

> B8: „..., da bin ich dafür viel zu sehr also ein bisschen bin ich schon so wie auf Schienen gelaufen, zum Krankenhaus fahren, zurückfahren, zum Laden fahren. Es kam zugleich noch mit hinzu, dass ich sehr viel Kummer mit dem Laden hatte, der finanziell nicht erfolgreich war. (überlegt) Der dann auch natürlich in die zweite Reihe treten musste, weil, weil ich da dachte, da geht es nur um Geld." (überlegt lange) (Interview 8: 18/9-14)

Eine weitere negative wirkende Einstellung war z.B. die, dass die Professionalität von Pflege wichtiger und höher einzuschätzen ist als die eigene Anwesenheit, was auch durch die Einstellungen anderer Personen als Norm bestätigt wurde.

> B8: „Was ich erlebt hatte, jetzt beiläufig, dass ich sagte: „Entschuldigung, ich bin im Augenblick wenig in dem Laden, meine Mutter liegt im Sterben." waren relativ viele, die sich schwer vorstellen konnten, dass man, dass ich immer wieder dahin fahre, um sie zu begleiten. Sie fanden, so: „Ist sie denn nicht gut betreut?" „Doch natürlich ist sie gut betreut. Es ist mir ein Bedürfnis." Und im Krankenhaus, eine Pflegerin sagte das auch mal, dass viele der alten Leute überhaupt keinen Besuch bekommen ... " (Interview 8: 20/22 – 21/5)

Die Werte, die B8 dazu bewogen hatten, ihre Einstellung zu Sterben und dem Besuch von Sterbenden zu revidieren, lagen in B8 auch unabhängig von dieser Sterbesituation und diesem Sterbeort vor.

> Interviewerin: „Und worum ging es beim Sterben?"

> B8: „Dass die Mutter nicht alleine ist. Dass sie, sie in einem Prozess, der üblicherweise lange dauert, dass sie den nicht allein erlebt, dass sie, (überlegt) dass sie, (überlegt) dass sie, ich denke, dass sie weiß, dass ihre Kinder zu ihr halten. (überlegt) Ja, irgendwo in der Ecke ist es, rück-

zahlen hört sich so, so ökonomisch an, es war, ein bisschen was von dem wiedergeben. (überlegt lange) Oder sie in der, vielleicht auch sie in der Ruhe zu lassen, das, dass sie uns gut erwachsen gekriegt hat. Ich sagte, das sind wir schon länger, aber Kinder bleiben ja auch für ihre Eltern ja auch immer Kinder." (überlegt) (Interview 8: 18/5 – 18)

In den vorliegenden Fällen 7 und 8 haben sich die verstorbenen Mütter nicht mit der Annahme in das Krankenhaus eingefunden, sie könnten hier sterben. Die angestrebten Ziele waren ursprünglich Erholung oder Heilung. Somit musste von allen Beteiligten in einem relativ kurzen Zeitraum die Einstellung gegenüber dem Krankenhaus geändert und eine Einstellung gegenüber einem *Sterbeort* entwickelt werden. In beiden Fällen stand die Diagnose und Therapie sowie eine Operation als Einweisungsgrund im Vordergrund, von denen sich alle Beteiligten ein lebensverlängerndes Ergebnis erhofften. Diese Wünsche hatten im Verlauf des Aufenthalts an Wert verloren und mussten durch andere Werte ersetzt werden. In beiden Fällen findet eine Einstellungsentwicklung gegenüber dem Sterbeort Krankenhaus durch ein Zusammenspiel der Konstellationen zwischen den Akteuren statt, welche abhängig ist von deren Wissensstand, Erfahrungen sowie kommunikativen und nichtkommunikativen Interaktionen und der Interpretationen, die sich hieraus entwickeln. Auch hier ist festzustellen, dass die Einstellung gegenüber dem Sterbeort dadurch beeinflusst wird, wie sehr sich die Akteure auf die Bedürfnisse der Sterbenden in ihrem vorherigen Alltag und den darin vertretenen Werten und Normen einrichten. Sie ist ebenfalls davon abhängig, wie stark alle Beteiligten in die Lage versetzt werden, ihre Werte, Normen und Einstellungen gegenseitig zu kommunizieren, zu interpretieren, zu unterstützen oder Anregung zu geben, die jeweils gegenseitige Einstellung zu überprüfen oder zu revidieren.

6.5 Gender und Sterbeorte

In der Auswahl der Interviewpartner(inne)n wurde eine Ausgewogenheit der Geschlechter angestrebt und mit je einer Hälfte der Befragten je Geschlecht erreicht. Die Befragung ist in allen Interviews gemäß der Vorgaben des problemzentrierten Interviews neutral gegenüber dem Geschlecht oder anderen Merkmalen der Befragten durch die Interviewerin gestaltet. Im Interview selbst sind in der Gesprächsatmosphäre keine geschlechtsbezogenen Unterschiede deutlich geworden. Vielmehr war es sehr auffällig, wie ähnlich die Interviews in Bezug auf die emotionale Berührung durch die Erinnerung und im Gesprächsaufbau verliefen. Alle Befragten stiegen direkt in die Erinnerung der Gegebenheiten ein und dies unabhängig davon, wie lange der Zeitpunkt des Todes zurücklag. Das Gespräch wurde zu Beginn von allen sehr sachlich gehalten, um dann im weiteren Verlauf des Interviews - nach einer Beschreibung von äußeren Umständen - von dem zu erzählen, wie traurig sie die Erinnerung an das Sterben der Angehörigen macht. Alle achteten gleichermaßen darauf, nicht die Fassung zu verlieren und in Tränen auszubrechen. Die Befragten waren in relativ ähnlicher Zeit nach ca. 20 bis 30 Minuten davon berührt und besaßen unabhängig vom Geschlecht die Fähigkeit, ihre Gefühle zu kontrollieren, indem sie die Gesprächsinhalte so gestalteten, dass sie die sachliche Ebene nur noch selten verließen. Es zeigte sich jedoch ein geschlechtsbezogener Unterschied in der Wahl von Gesprächsinhalten. Männer hatten die Tendenz, im Anschluss an diese schmerzlichen Erinnerungen vorwiegend Einstellungen zu entsprechend allgemeinen Themenbereichen zu äußern, die nicht in einem direkten Zusammenhang mit der erlebten Sterbesituation standen. Frauen hingegen blieben bei der Ablenkung von dem traurigen Gefühl häufiger im direkten Umfeld der Sterbesituation und waren besser in der Lage, über verschiedene Themenbereiche in direktem Bezug zu ihrem eigenem Sterbeerlebnis zu berichten. Diese Beispiele verdeutlichen die Idee von „Gefühlsarbeit" im Sinne Hochschilds (Hochschild 1990).

Es können noch weitere genderbezogene Besonderheiten der Studie festgestellt werden. Die Teilnehmer(innen) der Befragung sind vier Frauen und vier Männer. Die Verstorbenen waren sechs Frauen und zwei Männer. Es ist eine geschlechtsspezifische Differenzierung in der Verteilung des Sterbeortes vorhanden, da die beiden Männer zuhause verstarben und sechs Frauen in Institutionen. Die verstorbenen Männer waren im Alter von 33 und 48 Jahren. Die sie pflegenden Personen waren in der Hauptsache drei Frauen im Alter zwischen 20 und 55 Jahren. Ging es um Handreichungen gegenüber Pflegenden oder Gepflegten, so wurden sie von Männern aus dem engsten Familienkreis unterstützt. Von den acht betreuten Personen verstarben alle sechs Frauen in einer Institution, zwei in einem Altenheim und vier in einem Krankenhaus. Das Alter der verstorbenen Frauen im Altenheim war 95 und 97 Jahre alt. Der Sohn und der Neffe, welche maßgeblich an der Organisation des Wohn- und damit Sterbeortes beteiligt waren, waren 68 und 64 Jahre alt. Die vier Frauen, welche im Krankenhaus verstarben, waren im Alter von 69, 80, 80 und 82 Jahren. Die diesen nahestehenden Interviewpartner(inne)n waren zwei Männer im Alter von 38 und 57 Jahren und die zwei Frauen im Alter von 50 und 54 Jahren.

Betrachtet man die verschiedenen Kommunikationsebenen, die aus den Interviews hervorgehen, so ist zwischen der Perspektive der Sterbenden und der Perspektive der Befragten zu unterscheiden. Aus der Perspektive der Verstorbenen wurde vor dem räumlichen Wechsel in den jeweiligen Sterbeort bei den sechs sterbenden Frauen nicht über einen Sterbeort gesprochen. Dies ist nur bei den beiden verstorbenen Männern der Fall. Hier hat eine ausführliche und unmissverständliche Kommunikation über den Sterbeort mit den Angehörigen stattgefunden, bevor das eigentliche Sterben begann. Im Fall des jungen Mannes wurde der Sterbeort mit den Eltern kommuniziert, als die Prognose der Erkrankung mit aller Deutlichkeit zu einer körperlichen Beeinträchtigung führte, die eine Pflegebedürftigkeit absehbar machte. In dem Fall des 48-jährigen Mannes wurde der Wunsch schon wesentlich früher artikuliert, als Situationen im Alltag auftraten, die ihm und den Angehörigen verdeutlichten, wie rasch und unfreiwillig eine Pflegebedürftigkeit eintreten kann und für wie wenig erstrebenswert alle Beteiligten es fänden, an einem anderen Ort als zuhause zu sterben.

Wird nun die Perspektive der Befragten betrachtet, so lassen sich in den Interviews vier geschlechtsspezifisch differenzierte Themenfelder ausmachen. Dies sind zum einen *körperliche Zuwendungen* gegenüber den Sterbenden, die *Inanspruchnahme sozialer Netzwerke* und die hieraus erhaltene emotionale Unterstützung sowie der *Umgang und die Bewertung von Institutionen*.

Die Aussagen der Interviewten, ob sie Angehörige pflegen oder nicht pflegen können, waren in der Weise geschlechtsspezifisch different, dass die beiden zuhause pflegenden Frauen erzählten - jedoch nicht näher beschrieben -, welche Überwindung die Pflege gekostet hätte und was für eine schwere Aufgabe dies gewesen sei. Im Vordergrund der Argumentation stand die Feststellung, wie sehr es sie bewegte, den körperlichen Verfall im Sterbeprozess zu beobachten. Für beide Frauen war die Situation befremdlich, die sterbenden Körper von ehemals selbstständigen starken Persönlichkeiten zu versorgen. Eine andere Aussage kommt von einer weiteren Befragten, die erwähnte, dass eine schon immer da gewesene Intimsphäre der Mutter auch im Sterbeprozess erhalten geblieben sei und hierdurch eine pflegerische Tätigkeit, wie das Einbalsamieren der Füße, nicht vorstellbar war. In diesem Fall musste allerdings auch keine enge Körperpflege durchgeführt werden, da sich beide Sterbende in einem Krankenhaus befanden und vollständig durch das Pflegepersonal betreut wurden. Trotzdem war es beiden nicht-pflegenden Frauen sowie den anderen beiden, die gepflegt hatten, sehr wichtig, einen zärtlichen, den Sterbenden zugewandten Körperkontakt zu schenken. Diese Art von Zuwendung wurde von den Männern nicht erwähnt. Kennzeichnend sind hier vielmehr organisationstechnische „körperlose" Zuwendungen. Die männlichen Befragten sprachen nicht über Berührungen der Sterbenden, wie z.B. das bei den Frauen erzählte „über den Kopf streicheln" oder „die Hand halten", sondern waren im Gespräch zu den verschiedensten Aussagen gekommen, sich von Berührungen oder Pflege abzugrenzen oder solch eine Tätigkeit auszuschließen. Ein Befragter wollte Pflegepersonal für die Sterbende bereitstellen.

> B7: „Das hätte mich wahrscheinlich auch selber überfordert, das will ich gar nicht abstreiten, aber, das sind ja alles Sachen, die man organisieren kann. Man kann ein Pflegepersonal organisieren, Medikamente organisieren, das wäre alles kein Problem gewesen." (Interview 7: 3/13-16)

Ein Mann machte keine Aussagen hierzu und zwei Männer sagten, dass sie nicht pflegen könnten.

> B3: […] „Ich persönlich könnte es nicht. Intimbereich und so alles, das ist für mich also vollkommen unmöglich, nein." (Interview 3: 2/8-9)

> B4: „Und dann hatte sie, mit Krankheiten hab ich es nicht, ich bin da sehr empfindlich, unbeholfen. Meine Frau macht das immer, wenn etwas zu machen ist." (Interview 4: 4/25-26)

Wenn es darum ging, die Meinung Dritter einzubeziehen, so ist festzustellen, dass die befragten Männer Ratschläge bei Freunden suchten, die ihnen organisatorisch weiterhalfen. Auf der organisatorischen Ebene, wie z.b. die Überlegung, welches die beste Möglichkeit wäre, die Mutter oder Tante im Alten-/Pflegeheim oder zuhause unterzubringen, holen sich insbesondere Männer praktische Tipps im Freundeskreis, die ähnliche Situationen durchlebt haben.

> B3: „Ja gut, man ist in dem Alter drin, also wir haben Bekannte genug, die das gleiche Schicksal auch haben und die Eltern oder Verwandte von uns die irgendwie auch krank sind und pflegebedürftig wurden. Da hat man das mitgekriegt. Das war kein Thema (im Sinne von: kein Problem, Anmerkung der Autorin)."

> Interviewerin: „Also, dann hat man die Information untereinander ausgetauscht?"

> B3: „Ja, ja. Das wurde dann weitergegeben, klar das ist richtig." (Interview 3: 9/23-10/5)

Von einer emotionalen Unterstützung hingegen wurde bei drei von vier Männern nicht gesprochen. Lediglich von einem Mann wurde auf die Frage, ob er in dieser Zeit mit anderen Personen über den Sterbeprozess seiner Mutter gesprochen hätte, folgende Antwort gegeben:

> B7: „Weniger, also meine Grundstruktur ist eher die, meine Sachen für mich selber zu klären. Heute vielleicht ein bisschen weniger als damals, aber da gab es jetzt niemanden, also keine Person konkret, die ich damit irgendwie belastet hätte für mich. Das tue ich dann nicht, so machomäßig bin ich dann schon erzogen, dass ich denke, das muss ich auch selber klarkriegen." (Interview 7: 10/29-11/5)

Wenn es darum geht, emotional unterstützt zu werden, um z.B. die Situation einschätzen und bewältigen zu können, waren es besonders zwei Frauen, die über die Wichtigkeit von Freundinnen sprachen, die ihnen auch in dieser schwierigen Situation beistanden.

> B6: „Man hat so immer das Gefühl, es ist bei den anderen aus der Familie auch so. Jeder trägt das gleiche Säckchen, mit sich rum und ich will jetzt nicht noch meins bei dem anderen drauf knallen. Weil jeder hat ja seins sowieso schon, das heißt, man möchte ja auch niemanden belasten. Während bei Freundinnen, da trägt jeder sein anderes Säckchen.

Das kann man gemeinsam aufmachen und gucken, „Boah, so ist der Haufen Scheiße, den du mit dir trägst." (Lachen) „Meine Güte." Und da kann man auch mal selbst über die schlimmsten Situationen lachen. Weil der andere hat immer noch dieses bisschen Distanz, und kann dir sagen, „Hey, guck es dir einmal von der Seite an." Während das in der Familie nicht ist. Da trägt jeder dasselbe Päckchen und will keinen damit belasten. Da denkt man dann eher noch, den muss man schonen, da muss ich eher für da sein, da kann ich jetzt nicht meinen Müll auspacken. Und bei Freunden geht das eher. Die sagen dann auch, jetzt leg mal los, was ist denn, du siehst total kacke aus. Während das zuhause nicht so ist. Dass eher jeder versucht, so mit seinen Sachen selber umzugehen. Und da sagt keiner, „Oh du siehst total Kacke aus, was ist los, erzähl mal." Dann kommt da eher ein liebevolles über den Kopf streichen, „Was ist denn?" Und dann fühlt man sich selber wieder so schlecht, weil man weiß, okay, die Mama leidet auch, und dann sagt man, „Ich bin nur müde." Während mit Freunden kann man auch derber reden einfach, und das braucht man manchmal. Dieses, wenn man mal einfach aufs Leben scheißen kann, wenn man das Leben verfluchen kann, sich einfach aufregen kann. Das hilft einem ein bisschen und das kann man zuhause einfach nicht so." (Interview 6: 28/11-30)

Eine weitere Frau nahm ihre Erlebnisse mit der Pflege ihres sterbenden Sohns im eigenen Heim konkret zum Anlass, durch Hospizarbeit ehrenamtlich tätig zu werden, um auf eine institutionalisierte Weise Menschen emotional-kommunikative Austauschformen und Unterstützung zur Verfügung zu stellen.

Abgesehen von der Tatsache, dass Männer stärker die Institutionen nutzen, da ihre Angehörigen alle in einer Institution verstarben, ist auch in den Äußerungen der männlichen Befragten zu erkennen, dass sie eine deutlichere Erwartung an die Institutionen ausdrücken als die Frauen. Die befragten Männer betrachteten Institutionen als die Hauptverantwortlichen, um Probleme der Pflegebedürftigkeit oder fehlendes Bewusstsein des Sterbeprozesses zu bewältigen.

B2: „Wir müssen weg von diesem, (sucht nach Worten), irgendwie christlich-katholisch befrachtetem, (echauffiert) *„Die ist im Heim"*. Die Leute gehen zum Teil, hab ich auch noch gesagt, die Leute gehen zum Teil durch die Pflege, die die Leute leisten, *kaputt!* Die werden krank, die opfern sich. Ist ja noch nicht mal ein Opfer, ist ja sogar ein falsch verstandenes Opfer. Beide leiden, sowohl derjenige, der pflegt, als auch der, der gepflegt wird. Manche können es gar nicht schaffen, die versuchen es trotzdem zu machen. Aus ganz niederen Gründen wird es zuhause versucht. Das muss man auch mal laut propagieren."

B2: „...Dann muss man Konsequenzen draus ziehen. Da müsste unsere Kirche auch mehr, noch mehr tun. Die haben wunderschöne Häuser. Grad die Kirche mit dem Anspruch der Caritas. Die müsste noch mehr tun für die Zukunft. [...]
Ich will mich auf die Zahlen nicht festlegen. Das heißt, der Bedarf wird ja immer größer in den nächsten Jahren und auch wegen der Alterspyramide wird der Bedarf immer größer. Der Bedarf für die stationäre Pflege. Das muss noch alles verbessert werden. Auch die muss optimiert werden. Da gibt's ja jetzt einen Pflege-TÜV, der soll ja schon anlaufen, hat die Schmidt (ehemalige Bundesgesundheitsministerin von 2001 bis 2009, Anmerkung der Autorin) ja erfunden. Da muss man mal abwarten, wie das funktioniert. T. hat schon, hat den TÜV schon ganz gut bestanden einmal." (Interview 2: 17/24-18/19)

So ist in den Interviews mit den Männern viel häufiger die Rede davon, inwiefern Missstände durch Institutionen entstehen und es werden Vorschläge gemacht, wie diese durch wiederum institutionelle Lösungen behoben werden könnten. Die Frauen in den Interviews stellen diese Ansprüche kaum.

In nur einem Fall richtete sich der Verbesserungsvorschlag auf konkret gemachte Fehler der Institution „Universitätsklinikum". Hier wurde der Verbesserungsvorschlag gegeben, wie diese durch eine vollständige Informationspolitik Angehörige besser in der Wahl des Sterbeorts unterstützen könnten.

„Frauen sterben anders" (Cline 1997) lässt sich in diesem Sinne auch schon in dieser Studie feststellen und bestätigt die bisherigen empirischen Befunde (Kapitel 3). Frauen sterben in Institutionen, während im überwiegenden Fall sterbende Männer von ihren Ehefrauen oder anderen weiblichen Verwandten betreut und versorgt werden. Diese Tatsache wird auf die demografisch bedingte Ursache einer höheren Lebenserwartung der Frauen zurückgeführt und ebenso durch die geschlechtsspezifische Rollen- und Aufgabenteilung zwischen Männern und Frauen erklärt (vgl. Field et al. 1997). Die geschlechtsspezifischen Unterschiede im Sterben und dem Sterbeort zeigen sich ebenso in der Institution selbst, da Pflegeberufe in Deutschland zu über 80 Prozent von Frauen ausgeübt werden (Kapitel 2.4). Diese Tatsache wird der Rolle der Frau zugeschrieben, denn sie trägt die „Rolle der Versorgerin" (Field et al. 1997: 10) bzw. die „Rolle der Umsorgerin" (Cline 1997: 107) im Umgang mit sterbenden Menschen. Dies wird als „re-feminisation of the care of the dying" (Field et al. 1997: 11) bezeichnet.

Darüber hinaus verdeutlichen die vorgestellten Interviewausschnitte Unterschiede im Hinblick auf die angegebene Distanz zum sterbenden Körper. Dies drückt sich darin aus, dass Männer nicht über einen Körperkontakt mit den Sterbenden berichten. Parallel dazu fallen die Angaben zu Pflegeleistungen von ihnen so aus, dass sie diese entweder nicht erwähnen oder in einer ablehnenden Haltung vortragen, indem sie sagen, sie könnten nicht pflegen. Die interviewten Frauen und Männer erhalten unterschiedliche emotionale Unterstützung von anderen, indem die Frauen häufiger und tiefgreifender über die emotionale und die das Sterben verstehende Dimension mit Freund(inn)en sprechen.

Die Ergebnisse der vorliegenden Studie verdeutlichen in diesem Zusammenhang die zugrunde liegenden Erwartungshaltungen an Institutionen und eine institutionelle Hilfe in der Sterbebegleitung. Die interviewten Männer richten, in der gleichen emotionalen Betroffenheit wie Frauen, häufiger organisatorische Forderungen zur Problemunterstützung und -lösung an Institutionen wie z.B. Kirchen, politische Parteien oder Krankenhäuser. Diese Sichtweise eines defizitären Engagements des Staates steht in einem deutlichen Gegensatz zum Engagement von Frauen in der autonomen familiären wie auch institutionalisierten Form der Hospiz- und Palliativeinrichtungen. Doch bestehen in der Situation der Betreuung von Sterbenden besonders wirtschaftlich zu begründende Unterschiede im *kognitiven Umgang* der Männer mit ihren sterbenden Angehörigen und der gesamten Betreuungssituation. Dieser Unterschied könnte vor allem in der Vollzeiterwerbstätigkeit der männlichen Normalbiografie begründet liegen, die die „Managementperspektive" und Erwartungshaltung gegenüber Institutionen der für die Betreuung verantwortlichen Männer erklärt.

6.6 Individualisierung?

Die Interviews geben mehrere Hinweise auf eine Individualisierung hinsichtlich möglicher Sterbeprozesse oder Sterbeorte. Die Befragten nannten alle die Patientenverfügung, wenn sie darüber nachdachten, auf ihr eigenes Sterben oder den Sterbeort Einfluss zu nehmen. Patientenverfügungen werden als wichtige "Kommunikationshilfen" im Zusammenhang mit dem Sterbeprozess bezeichnet (vgl. Oorschot et al. 2004).

Der Wunsch nach individuellen Lösungen wird mit dieser formalrechtlichen Möglichkeit ausgedrückt. Dass der eigene Einfluss auf Sterbeprozesse überhaupt stärker von den Befragten wahrgenommen wird, hängt im Wesentlichen mit der zunehmenden Präsenz der verschiedensten Einrichtungen zusammen, die sich für eine allgemeine Bewusstwerdung des Sterbens in unserer Gesellschaft einsetzen. Mit der Pluralisierung der Sterbeorte, u.a. durch die Initiative der Hospizbewegung seit den 1980er Jahren, soll die Individualität der Sterbenden in unserer Gesellschaft bewahrt bzw. ausgeweitet werden und so auch der individuelle Umgang mit Sterbenden in Form von unterschiedlich organisierten stationären oder ambulanten Einrichtungen der Palliativpflege oder der Hospizbegleitung (institutionalisierte Individualisierung). Zwar ist eine tatsächliche Kenntnis hierüber bei vielen Befragten mangelhaft, doch faktisch nehmen diese Einrichtungen zu und werden zunehmend nachgefragt und genutzt. Technische Möglichkeiten, die es z.B. Sterbenden ermöglicht, ortsunabhängig Schmerzmedikamente über einen tragbaren Spritzenautomat permanent über 24 Stunden in den Körper zugeführt zu bekommen, wurden zwar genannt, blieben jedoch ein untergeordnetes Thema. In allen Gesprächen war die Frage, ob man den Sterbenden gerecht werden konnte, direkt oder indirekt zum Ausdruck gekommen und mit dem Begriff „Würde" beantwortet. Alle Befragten kannten die Patientenverfügung und sahen in ihr ein formaljuristisches Instrument zum Schutz ihrer Persönlichkeit. Auf die Frage des eigenen Einflusses auf den Sterbeort oder Sterbeprozess nannten alle Befragte die Patientenverfügung als Mittel, um ein unnötig leidvolles Sterben durch medizinische Maßnahmen zu verhindern und alle Verantwortlichen über ihre Wünsche zu informieren.

Andererseits wurde nur bei zwei Befragten eine Patientenverfügung wirklich verfasst, obwohl diese bekannt war und die Erlebnisse mit den Verstorbenen konkrete Vorstellungen vorangetrieben haben, was sie sich bezüglich des eigenen Sterbens einerseits nicht wünschen und darüber hinaus verhindern wollen.

> B4: „Ich möchte nicht, dass es mir so geht wie meiner Schwiegermutter. Die lag, eigentlich schon tot, fast tot. Und dann kamen wir dann hin, die sollte noch etwas trinken, für irgendeine Untersuchung zu machen, da haben wir zur Schwester gesagt: ‚Wie soll sie das trinken?' ‚Kein Problem, da nehmen wir einen Schlauch', sie schüttet es hinein, ‚So, jetzt hat sie's'. Sie hat überall Schläuche gehabt, das will ich damit sagen. Sie selbst konnte gar nichts mehr machen. Da ging's drum, sie haben ihr etwas eingeflößt, um den Darm zu entleeren, und sie wollten noch in den Darm gucken. Da hab ich gesagt, ‚Warum eigentlich noch, sie ist doch mehr tot als lebendig?' ‚Ja, wir möchten sehen, ob noch alles in Ordnung ist.' Ja, und dann haben wir gesagt, ‚Wenn wir jetzt eine Patientenverfügung hätten, und sagen würden, wir wollen das nicht mehr'. Dann hat der Arzt gesagt: ‚Das ist mir egal, ich hätte es trotzdem gemacht.' Was nützt da eine Patientenverfügung?" (Interview 4: 14: 16-30)

Anhand der Interviews zeigen sich verschiedene Möglichkeiten, auf die individuellen Bedürfnisse der Sterbenden einzugehen und hier individuelle Lösungen tatsächlich zu finden oder zu planen. Diese Wünsche richten sich als Erstes an das Bedürfnis, nicht allein unter Fremden zu sterben und im optimalen Fall in einer Umgebung, die den Sterbenden Sicherheit gewährt. Diese Sicherheit stellt sich anhand der Interviews so dar, dass sie einerseits durch die gewohnte Umgebung und die vertrauten Personen zustande kommt. Auf der anderen Seite werden auch Möglichkeiten befürwortet, die Nahestehenden zu entlasten, indem z.B. eine vertraute, wohnortnahe Institution wie ein Krankenhaus oder ein Hospiz neben der Fürsorge der Nahestehenden zur Verfügung steht. Ein Befragter sah im Krankenhaus auch eine Möglichkeit, sich vor Angehörigen zu schützen. Somit ist das individuelle Sterben nicht unbedingt an das Zuhause und die gewohnte Umgebung gekoppelt. Es hängt im Wesentlichen von der Beziehung der Verstorbenen zu den Nahestehenden ab und wie beide Seiten die Beziehung nutzen wollen oder können, um den Sterbenden und deren Wünschen gerecht zu werden. Hinzu kommt, dass individuelle Lösungen erst als Lösung in Betracht kommen können, wenn sie als solche erkannt werden. Das Sterben zu organisieren und umzusetzen, erfordert allgemeine und organisationstechnische Kenntnisse und Erfahrungen mit den zuständigen Institutionen sowie einen starkes Selbstbewusstsein zur Verfolgung der gewünschten Ziele. Diese Faktoren wurden im folgenden Interview begünstigt durch die langjährige Erfahrung einer Tochter als Sozialarbeiterin, welche den Wunsch der sterbenden Mutter, die letzten Stunden noch zuhause zu verbringen, realisieren konnte:

> B1: „Wir haben letzte Woche noch jemanden abgeholt, die sagten: ,Was sind wir froh, dass H. hier war, wir haben die Mutter vor zwei Tagen aus dem Krankenhaus geholt. Und die haben direkt alles besorgt, die waren da und die wollte doch nach Hause.' Und die hatten das geschafft im aktuellen Fall, (...) und sie (...) war glücklich, dass sie nach Hause kam. Die Patientin hatte das noch so auch mitbekommen, und, ehm, sie wusste, dass es dem Ende zugeht und sie war in all dem Trubel zwischen den Büchern, der Unordnung und den Windeln und ist egal, es stand alles herum und es spielt überhaupt keine Rolle, aber sie war zuhause. Der Garten im Hintergrund und der Hund. Das ist doch schön, wenn das so geht, aber die konnten nur durch die Entlastung, mit H. hatten die auch jetzt nicht das Gefühl, wir sind total überfordert. Sondern die helfen uns, wir sind nicht alleine jetzt bei der Entscheidung mit dem Anästhesieplan, den Schmerzmitteln (...)." (Interview 1: 21/27-22/9)

Folgendes Beispiel ist allerdings bezeichnend, wie viel Schwierigkeiten Nahestehende schon in der Entscheidungsphase mit dem medizinischen Personal eines Krankenhauses haben können, wenn der individuelle Wunsch des Verstorbenen formuliert wird und weitere Maßnahmen seitens der Institutionen und der Verwandten kooperierend ergriffen werden müssen, um die Interessen des Sterbenden umzusetzen:

> B6: „Ja, und dann haben die Ärzte versucht, uns davon zu überzeugen, dass wir meinen Vater doch ins Pflegeheim geben sollten. (...) Es war einfach so die Art, wie der Arzt mit uns geredet hat. Also, einmal davon abgesehen, dass der sowieso die Hälfte der Zeit so geredet hat, als wären wir wirklich dumme Leute vom Dorf, die auch nichts verstehen. Also ich werde nie vergessen, als er sagte, ,Der bekommt doch nichts mehr mit. Der weiß das doch nicht. Da brauchen Sie sich doch kein schlechtes Gewissen zu machen.' Ich weiß nicht, als würde man mit

kleinen Kindern reden. (...) Man kam sich irgendwie, ja, nicht verstanden vor. Und, meine Mutter hat dann aber wirklich darauf bestanden, und dann hat der Arzt ihr gesagt, was die nächsten Schritte sind." (Interview 6: 7/2-26)

Neben Interessenkonflikten mit manchen Ärzten werden Autonomie und Verwirklichung individueller Wünsche der Sterbenden auch durch ein begrenztes Angebot an Palliativpflegedienstleistungen eingeschränkt.

> B6: „Also, dass es in D. zum Beispiel nur einen einzigen Palliativpflegedienst gibt, finde ich, ist kein gutes Zeichen irgendwo. Das nehmen also so wenige in Anspruch, dass man wirklich mit einem einzigen Dienst dort auskommt, wenn man mal überlegt, wie viele normale Pflegedienste es da gibt, und dann nur einen einzigen, der wirklich dazu bereit ist, sich um sterbende Menschen zu kümmern?" (Interview 6: 23/22-27)

Vorliegende Blockaden zur Realisierung individueller Wünsche sind ebenso in den Beziehungsstrukturen um die Sterbenden selbst auszumachen, wie dies Interview 7 verdeutlicht.

Die sich in den Interviews herauskristallisierende Eigenheit des Sterbens in einer Institution, vorrangig in einem Krankenhaus, schränkt die Individualität der Sterbenden bislang sehr stark ein. Zwei der Befragten erklärten diese Zurückhaltung gegenüber Alternativen zum Sterben im Krankenhaus mit gesellschaftlichen Normen bzw. der Angst vor neuen Situationen und der Schwierigkeit, erlerntes Rollenverhalten schnell zu verändern.

Sterbebegleiter(innen) sind, zumindest wenn sie diese Funktion nicht regelmäßig ausüben, in der Regel überfordert und emotional aufgewühlt. In dieser Situation suchen sie oft nach gesellschaftlichen Regeln und Orientierungen, welche den individuellen Interessen der Sterbenden entgegenstehen können. So bleibt das Sterben im Krankenhaus der Standard, da der Verlauf einer Krankheit dies erfordert bzw. die konstruierte Normalität der Behandlung von Kranken und Sterbenden in Krankenhäusern nur selten aufgebrochen werden kann.

> B7: „Der kommt ins Krankenhaus, mit dieser oder dieser Krankheit und der bleibt im Krankenhaus, dieser Mensch. Und mir wird diese Entscheidung total abgenommen, wie ich das jetzt finde. Natürlich bin ich bequem und ändere das nicht. Ich glaube, dass, wenn man im Zuge ei-

ner Diagnose feststellen würde, der Mensch stirbt, das ist klar, in einem erlebbaren Zeitraum, dass man dann ganz klar standardmäßig davon ausgehen müsste, dass Sie den jetzt mit nach Hause nehmen. So. So muss das laufen und die Sache ist dann, dass dann jemand aktiv sagen kann, nein eigentlich will ich das nicht. ..." (Interview 7: 28/20-29/3)

Die im Verlauf der Interviews genannten und wahrgenommenen Formen und Orte der Sterbebegleitungen unterscheiden sich in Bezug auf ihren Institutionalisierungsgrad und im Zusammenhang mit der durch sie bedienten Zielgruppe. Die im Verlauf der Interviews genannten Formen der Sterbebegleitung und die Sterbeorte geben einen Hinweis auf die Pluralität von Sterbeorten und die damit einhergehende Individualität. Doch sind die den Sterbenden zur Verfügung stehenden Institutionen und Möglichkeiten größeren Teilen der Bevölkerung nicht bekannt. Dies bestätigt sich auch in den Antworten der Befragten, die Sterbende betreut hatten und trotzdem nicht wussten, ob und welche Einrichtungen in ihrer Umgebung vorhanden sind, von denen sie Unterstützung erwarten könnten.

> B1: „Ich weiß wohl, dass viele das Wort ,Hospiz‘ oder ,palliativ‘ gar nicht kennen, gibt es doch. Gibt es doch Menschen, für die ist das ein Fremdwort. Die haben noch nie erlebt, dass jemand in eine Sterbeeinrichtung geht. Die denken, das passiert zuhause oder im Krankenhaus, dann kommst Du halt nicht mehr raus. (…) Das habe ich auch. Ja, ich habe mich so im Jahr 1999/2000, dann wurde der Lehrstuhl geplant in [Stadt A], und dann befasst man sich eher damit. Und so hängen ja einige Städte noch total hinten an. Wo würde man denn dann in der Stadt so etwas lernen?" (Interview 1: 7/26-8/5)

In der Einstellung zum Sterbeort ist die *Vertrautheit* des Sterbeortes wichtig. Die Vertrautheit des Sterbeortes ist jedoch nicht an eine Vertrautheit von Räumen gebunden, sondern ebenso ist es möglich, diese durch die Anwesenheit vertrauter Menschen auch in fremden Räumen zu schaffen. Im Zusammenhang mit der Einstellung zum Sterbeort dominieren die sozialen Erwartungen sowie jeweilige Normen und Werte über kurzfristige individuelle Bedürfnisse. Direkte menschliche Kommunikation wurde von den Interviewten am Sterbeort stärker gewünscht als die Kommunikation via Medien. Die Möglichkeiten und Wahloptionen des Sterbeortes werden durch verschiedene Bedingungen eingeschränkt, wie durch die Art der Krankheit, ein beschränktes Angebot an ambulanter Palliativpflege, den Informationsstand, durch die Rücksicht auf Familie, Freunde und gesellschaftliche Werte sowie durch mangelnde individuelle Vorbereitung auf das eigene Sterben bzw. das Sterben Nahestehender.

6.7 Die soziale Entstehung des Konzepts Sterbeort

Die Bedeutung von Sterben und dem Sterbeort wird aus individueller Erfahrung und Interaktion entwickelt. Das Problem der Einstellungsentwicklung besteht jedoch primär in einer eher schwachen sozialen Interaktion und geringen Kommunikation über den Sterbeort. Paradoxerweise zeigt dieser Austausch zum Sterbeort trotz des latenten und verdeckten Auftretens doch deutliche Auswirkungen auf die Einstellungsentwicklung. Dies ist dadurch zu erklären, dass gerade der Sterbeort im Vergleich zu anderen Symbolen einer modernen Gesellschaft trotz der schwachen Kommunikation den Befragten voller Symbolik und festgelegter Gesten und Rollen erscheint.

Die Interviewausschnitte lassen die für eine prozesshafte Veränderung oder Bestätigung einer Einstellung notwendigen Elemente im Sinne des Symbolischen Interaktionismus erkennen. Dies sind erstens die „individuelle Erfahrung durch Interaktion", zweitens das „Set vernünftiger und gleicher Symbole", drittens „Sinnzusammenhänge und Bedeutungen teilen" sowie viertens „Sprache und kulturelles Selbstverständnis" (Kapitel 4.3, 4.4). Individuelle Erfahrung durch Interaktion bilden die Befragten in der sie umgebenden Gruppe von Angehörigen oder Freund(inn)en. Dies kann wie in den Fällen von B2 durch den Austausch zwischen den Angehörigen und die Besuche verschiedener Alten- und Pflegeheime sowie die Pflegeerfahrung Sterbender in der Kernfamilie sehr realistisch offen und dadurch für alle Beteiligten klar umrissen sein. Andere Befragte, wie im Fall B6, bildeten eine Einstellung gegenüber Sterbeorten, die nicht auf persönlicher Erfahrung oder konkrete Erlebnisse mit dem jeweiligen Sterbeorte beruhte, sondern aus Gesprächen über den *vorgestellten* Sterbeort entstand.

Tab. 13: Beispiele für die notwendigen Elemente einer Einstellungsbildung (eigene Darstellung)

Individuelle Erfahrung durch Interaktion	Set vernünftiger und gleicher Symbole	Sinnzusammenhänge und Bedeutungen teilen	Sprache und kulturelles Selbstverständnis
Gruppe N Befragte N	Spital, Zuhause, Alten- und Pflegeheim, medizinisches Personal	Interaktion und Interpretation	Wort- und Themenwahl, Intonation, Semantik

In beiden Fällen besteht ein für die Kommunikation und Interaktion verwendbares Set der vernünftigen und gleichen Symbole, auf das sich die Befragten in ihrer Vorstellung zu und ihrer Kommunikation über Sterbeorte beziehen. Für die Befragten besteht zum jeweiligen Sterbeort eine unterschiedliche Symbolik. Für B2, B3, B8 und B9 sind z.b. Alten- und Pflegeheime die Wohnstätten der letzten Lebensjahre, in denen die Bewohnerinnen und Bewohner selbstständig und dem Pflegebedarf entsprechend individuell leben können. Für B4, B6 und B7 kommen Alten- und Pflegeheime eher nicht als Lebensort in Betracht und werden sogar (wie im Fall B6) aufgrund der sich vorgestellten fehlenden Möglichkeit, Bewohner(inne)n und Freunden sowie seiner Persönlichkeit gerecht zu werden, abgelehnt. So bestehen unterschiedliche Einstellungen zu den jeweiligen Sterbeorten Krankenhaus, Zuhause und dem medizinischen Personal. Die entwickelten und artikulierten Sinnzusammenhänge und die geteilten Bedeutungen werden durch Interpretationsprozesse in der Interaktion im Freundes- oder Familienkreis und insbesondere an den tatsächlichen Sterbeorten des Krankenhauses, Altenheim oder Zuhause bestätigt oder verändert.

Das Selbst und die Einstellung zum Sterbeort interagieren in ihren sozialen Strukturen und während das Selbst seine sozialen Bedingungen im ständigen Interpretationsprozess bildet, kann es sich wiederum nur hierauf beziehen und seine Einstellung nur durch die in den sozialen Strukturen vermittelten oder verwendeten Symbolen bilden. Die Befragten schreiben, je nach der sie umgebenden sozialen Struktur, Symbolen ähnliche Bedeutungen zu. So dient z.B. das Altenheim für die Befragte B6 und deren Kernfamilie als Symbol des einsamen Sterbens oder einer

anonymen Sterbebegleitung. Diese Symbolkraft ist jedoch nicht einför-
mig und kann in den unterschiedlichen Gruppen sehr unterschiedlich
interpretiert werden.

Dies bedeutet nach Blumer, dass keine Universalität der Bedeutungen von Symbolen besteht, sondern eine kulturelle Variabilität der Bedeutungen von Symbolen möglich ist. Als ein weiteres Beispiel dafür
kann die Einstellung von B7 und B8 gegenüber dem Krankenhaus herangezogen werden. In beiden Fällen sind es in den Krankenhäusern erfahrene außergewöhnliche Schlüsselerlebnisse, die (wie im Fall B8) ein
Überdenken von bisherigen Ansichten, kulturellem Selbstverständnis
und Symbolen in Bezug auf den Umgang mit Sterbenden im Krankenhaus bewirken. Bei B7 hingegen findet keine Veränderung statt, sondern
es wird die bis dato bestehende Symbolkraft des Krankenhauses bestätigt. B8 erlebt eine Situation der Zuwendung auf körperlicher und kom-
munikativer Ebene, die sie so nicht erwartet hatte. Sie kann sich nun das
Krankenhaus im Gegensatz zur vorherigen Einstellung sehr gut als Sterbeort vorstellen. B7 hingegen erlebt das Krankenhaus und die Vorgänge
dort als seine Einstellung bestätigende Symbole, durch die er die Kommunikation als gestört beurteilt. Durch den fehlenden Informationsaus-
tausch ist es ihm nicht möglich, auf die Sterbende in dem Maße einzugehen, wie es seinem Wunsch entsprechen würde.

Im Fall B8 wird in der Auseinandersetzung mit dem Freundeskreis
deutlich, wie durch die eigene Veränderung der Einstellung der persönlich empfundene Druck entsteht, bisherige allgemein akzeptierte Meinungen und Einstellungen von Freunden neu zu interpretieren und neue
Bedeutungszusammenhänge herzustellen. Tabelle 14 stellt diese prozesshaften Veränderungen von Ansichten gegenüber dem Sterbeort dar.

Tab. 14: Veränderungsprozess von Ansichten und kulturellem Selbstverständnis im Symbolischen Interaktionismus (eigene Darstellung)

Gruppe A, Interaktion und Interpretation	Ansichten und kulturelles Selbstverständnis bisher/ in bisherigen Erlebnissen	*Schlüsselerlebnis*	Ansichten und kulturelles Selbstverständnis nachher, Reaktion	Überprüfung der Erneuerung bei wiederholtem Erlebnis	*Bestätigung der Erneuerung bei wiederholtem Erlebnis*
Zeit	t1	t2	t3	t4	t5
1) Individuelle Erfahrung durch Interaktion	Bestätigt und beibehalten	*Sterbeorterlebnis*	Offen	Offen	*Entwickelt und verändert*
2) Set vernünftiger und gleicher Symbole	Bestätigt und beibehalten	*Sterbeorterlebnis*	Offen	*Entwickelt und verändert*	*Entwickelt und verändert*
3) Sinnzusammenhänge und Bedeutungen teilen	Bestätigt und beibehalten	*Sterbeorterlebnis*	Offen	*Entwickelt und verändert*	*Entwickelt und verändert*
4) Sprache und kulturelles Selbstverständnis	Bestätigt und beibehalten	*Sterbeorterlebnis*	*Entwickelt und verändert*	*Entwickelt und verändert*	*Entwickelt und verändert*

Diese Veränderung von Ansichten und dem kulturellen Selbstverständnis erfolgt nicht in einem Schritt. Sie vollzieht sich prozesshaft, individuell unterschiedlich, über einen längeren Zeitraum in wiederholt auftretenden, situationsbezogen ähnlichen Erlebnissen (t1 bis tn).

Erlebt ein Individuum eine Sterbeortsituation als Schlüsselerlebnis (t2), welches nicht seinen bis dahin vorgestellten und von anderen bestätigten Vorstellungen entspricht, so verändern sich die vier Elemente der Interaktion und Interpretation *prozessweise* (vgl. Tabelle 14). Ein Schlüsselerlebnis fordert von dem Individuum, die bis zu diesem Zeitpunkt verwendeten Formen der Beschreibung und Reflexion zu *überdenken* und bei Bedarf zu *erneuern*. Die Person ist gezwungen, die im alten Kontext (t1) neu erlebte Situation (t2) neu zu betrachten und neu zu benennen (t3). Somit entwickelt das Individuum eine neue Sprache und setzt bis zu diesem Zeitpunkt Erlebtes in ein verändertes kulturelles Selbstverständnis. Doch es dauert bis zu einer Wiederholung des Erlebten (t4) oder bis zu einem Treffen von Personen, die ein ähnliches Schlüsselerlebnis erlebt haben, damit auch mit anderen Personen und Gruppen Sinnzusammenhänge und Bedeutungen geteilt werden können. Geschieht nichts vergleichbares, so besteht kein Set vernünftiger und gleicher Symbole in Bezug auf die neu erlebten Ansichten und das kulturelle Selbstverständnis. Erst wenn zum wiederholten Mal eine ähnliche Situation auftritt (t5), sind alle vier Elemente der Interaktion und Interpretation entwickelt oder verändert. Erst nach Durchlaufen dieses Prozesses können Ansichten, Einstellungen und ein kulturelles Selbstverständnis verändert werden. Wird dieser Prozess nicht vollzogen und wiederholen sich einmal erlebte Schlüsselsituationen nicht, so können sie als persönliche Ausnahme betrachtet werden und werden nicht durch Interaktion mit anderen gefestigt.

7. Schlussbetrachtung und Ausblick

Die Begegnung unserer westlichen Gesellschaft mit dem Tod und der Wirklichkeit des Sterbens ist problematisch (vgl. Wittkowski 2003). Durch die Bewusstmachung von alternativ verlaufenden Sterbeprozessen bietet sich der Gesellschaft jedoch eine Handlungsalternative. Durch die in den Hospizen und Krankenpflegestationen entstandene Ideologie des „guten Todes" setzt sich eine neue Form der sozialen Kontrolle über sterbende Personen durch. Aufgrund neu entwickelter Interessen und Wahlmöglichkeiten Sterbender, kann dem Willen Sterbender ein höherer Wert beigemessen werden (vgl. Kaufman 2005, Kamann 2009: 103ff.).

Das Individuum in der hoch entwickelten Dienstleistungsgesellschaft kann z.b. in eine Dilemma-Situation geraten, wenn Anvertraute im Sterben liegen und zu überlegen wäre, mit welchen Mitteln und Entscheidungen ein ohnehin schon lange andauernder Sterbeprozess verlängert oder die Entscheidung für den Tod fallen würde (vgl. Schneider 2005: 72ff.). Sterben nimmt in der gegenwärtigen Gesellschaft viele Formen an und die Reaktionen der Einzelnen darauf variieren im gleichen Maße und schaffen somit eine Pluralität des Sterbens (vgl. Schiefer 2007: 116ff.). Gerade durch die im Sterbeprozess zu verarbeitenden Zweifel, Bedenken, Zwickmühlen und Dilemmata stellt sich der Akt des Sterbens als eine aufgrund sozialer Bedeutungen und Handlungen gebildete soziale Wirklichkeit dar. Sterben wird durch alles Menschliche, wie die ihm beigemessenen Bedeutungen, die in einer Gesellschaft gepflegten Rituale und Bräuche sowie durch die in diesem Zusammenhang etablierten Institutionen erzeugt (vgl. Sudnow 1973: 81ff., Seale 1998: 50ff.). Die Bestandteile der sozialen Wirklichkeit definieren das Sterben sowie die damit verbundenen Gedanken und Handlungen, die wiederum rückwirkend das Sterben realisieren. Diese besonderen Bedingungen und Umstände, welche die Wirklichkeit des Sterbens ausmachen, bedeuten, dass Sterben und Tod außerhalb der Alltagswelt liegen (vgl. Nölle 1997: 11ff., Göckenjan 2008). Trotzdem kommen im Sterbeprozess auch die alltäglichen wichtigen Themen des Routine-Daseins zum Tragen, wenn z.B. die dominanten Werte, Erwartungen und Einstellungen zum Organisationsgrad und -ablauf einer Institution und die Auffassung über die zu leistende Arbeit einer Institution oder gar individuelle Konzepte des Erfolgs und des Scheiterns im Umgang mit dem Sterben und dem Tod zu beobachten sind (vgl. Junge/Lechner 2004: 7ff., Feldmann 2004a). Auch im Verlauf des Sterbens wirken die Beziehungen zwischen Individuen zu ihrer sozialen Umwelt, die darin vertretenen Ideen, Vorstellungen, Handlungen und Taten weiter. Intimität zu entwickeln und Isolation zu reduzieren sind schon im gesunden Alltag für viele problematische Bestandteile der einfachen Lebensführung und wirken im Sterbeprozess fort. Das Selbstwertgefühl und Selbstbewusstsein hängt auch im Sterbeverlauf besonders von der sozialen Unterstützung ab und damit bleiben Informationserhalt sowie die Informationskontrolle über einen selbst und über andere auch im Sterbeprozess gewöhnliche Bestandteile des Alltags (vgl. Glaser/Strauss 1974: 51, Dreßke 2005: 65).

Die Ergebnisse der Studie verdeutlichen die Komplexität des sterbeortbezogenen Einstellungsbegriffs. Diese Komplexität bildet sich aus den facettenreichen Zusammenhängen, die sich aus dem Wissensstatus, der Kommunikation, der Emotionalität, den Wünschen und Zielen im Zusammenhang mit den Sterbeorten ergeben. Über die Ebene mentaler Möglichkeiten hinaus ist die Einstellung verbunden mit demografischen Eigenschaften Sterbender, des Sterbens und des Sterbeortes, wie z.B. dem Alter, Krankheit und Lebensgewohnheiten sowie den kognitiven Fähigkeiten des Umgangs mit der Endgültigkeit des Lebens. Eine weitere Facette dieser Komplexität ist die Schwierigkeit, das Thema im Einzelnen und in der Gesellschaft fassbar zu machen, weil das Themenfeld Sterben und Sterbeort schwer vom Status eines Tabus zu trennen ist. Weder einzelnen Individuen, noch seitens der Institutionen mit Ausnahmen von hospiz- oder palliativmedizinischen Einrichtungen, gelingt es umfänglich, die Themenfelder des Sterbens und der Sterbeorte wissenschaftlich und öffentlich zu kommunizieren.

Die vorliegende Studie zeigt neben der Schwierigkeit Einzelner, über den Sterbeort zu sprechen, auch die Ursache für diese Kommunikationsschwierigkeit und verweist auf das fehlende Bewusstsein, zwischen Sterbeort, Sterben und Tod zu unterscheiden. Auf der anderen Seite liegt die Schwierigkeit, sich über den Sterbeort auszudrücken vor allem daran, dass den Befragten hierin die Erfahrung fehlt, da sie zu einem vorherigen

Zeitpunkt noch nicht über das Sterben gesprochen hatten. Zum anderen liegt der Grund dafür in dem Umstand, dass gerade zu dem Zeitpunkt des Sterbens und dem Zeitraum danach, organisatorische Aufgaben und formale Aktivitäten wie die Organisation der Beerdigung konkreter zu fassen und zu beschreiben ist. Dies hat in den meisten Fällen zur Folge, dass Überlegungen zur Aufarbeitung des erlebten Sterbens, der Planbarkeit oder Verbesserung des eigenen Sterbeverlaufs hinter die konkreter fassbaren organisatorischen Aktivitäten eines Sterbeerlebnisses rücken. Den Befragten scheint das Sterben, im Gegensatz z.B. zu Beerdigungsfeiern, nicht planbar und die beobachtete Vermeidung gegenüber diesem Problem leitet den Gesprächsverlauf häufig über zu Antworten aus dem Themenbereich der Transzendenz. Aufgrund des in diesem Bereich fehlenden, da nicht real existierenden Handlungsfeldes, entsteht eine Fokussierung auf vorgestellte Phasen nach dem Eintreten des Todes, welche frei assoziiert und artikuliert werden. Es bleibt nur ein Aspekt des Sterbens kommunikativ direkt zugänglich: die schon bis zum Interview erlebten oder antizipierten Leiden im Sterbeprozess. Die Ängste sind konkret genug, um wiederholt artikuliert zu werden und sorgen gleichzeitig dafür, alle anderen Aspekte, wie z.B. die Frage nach potenziellen Gesprächspartner(inne)n, professioneller Hilfe oder weiteren Aspekten des Sterbens oder der Sterbeorte *nicht* in Betracht ziehen zu können.

Unter Berücksichtigung dieser Ergebnisse muss jedoch davon ausgegangen werden, dass deutliche Unterschiede zwischen einzelnen Individuen und der einzelnen Einstellungsgewinnung vorliegen. So entscheidet maßgeblich die Tiefe der bis zum Interview gemachten Sterbeerfahrung über die eigenen Vorstellungen, auf das Sterben und den Sterbeort Einfluss nehmen zu können. Allein durch die Kommunikation über dieses Thema mit anderen Menschen im Alltag findet in der Regel keine konkret anwendbare Vorstellung und persönliche Entwicklung des Einstellungsbegriffs zum Sterben oder zum Sterbeort statt. Der Wunsch, zuhause zu sterben, kann vielmehr als eine Bestätigung gesehen werden, dass die Befragten Sicherheit und Schutz vor Veränderungen wünschen. Folglich könnte dieser Wunsch so interpretiert werden, dass sie zum Zeitpunkt der Befragung eigentlich sagen, sie wollen nicht sterben.[35]

---

35 Dank an Julia Rozanova für diesen Hinweis.

Entscheidungen zum Sterbeort sind in vielen Fällen aufgrund tatsächlicher Erfahrung als emotionale und weniger als rationale Entscheidung zu werten. Wenn Wissen nicht vorhanden ist, treffen Angehörige eine rein emotionale Entscheidung zur Pflege. Dies wird dadurch verstärkt, wenn sich Nahestehende vorher in distanzierteren Zusammenhängen darüber berieten, wie sie selbst Sterbewünsche umsetzen würden, wenn sie Sterben im privaten Umfeld beobachten konnten. In der Familie findet hierzu bei den Befragten ein geringerer Wissensaustausch statt als außerhalb der Familie. Die Pflege anderer bewirkt, für sich selbst in aller Konsequenz *keine* Pflege durch Angehörige oder Nahestehende in Anspruch nehmen zu wollen. Diese Aussage von Menschen, welche selbst einen Sterbeprozess begleitet haben, bedeutet, dass sie andere Sterbende und sich selbst als aktive Entscheidungsträger betrachten, welche ihr Sterben oder den Sterbeort selbst bestimmen können. Dieser Eindruck, als Sterbende aktive Rollenträger zu sein, wird durch Erlebnisse von Befragten unterstützt. So wurde, z.B. in Anbetracht kleiner Zeitfenster zwischen dem Erkennen einer Erkrankung und der bemerkten Verschlechterung des Allgemeinzustandes, das Gegenüber einer Eltern-Kind-Beziehung aufgesucht und räumliche Veränderungen oder Überwindung größerer Distanzen in Kauf genommen, um in der Nähe der Angehörigen zu sterben.

In der vorliegenden Studie zeigt sich, dass Expertenwissen und die Einschätzung des Verlaufs durch Experten entscheidend für die Wahl des Sterbeorts ist. Als ein besonders deutliches Ergebnis ist festzuhalten, dass für ein positives Erlebnis eines Sterbeortes neben der Vollständigkeit von Symptomkontrollen die anwesenden Personen wichtiger sind als örtliche Gegebenheiten und Organisationsstrukturen. Wenn vorher nicht unter den Nahestehenden und den Sterbenden gesprochen wird, dann ändert sich das Kommunikationsmuster auch im Sterbeprozess nicht. Angehörige ordnen sich den Sterbenden und deren Kommunikationsstil und -verhalten unter und es entstehen keine neuen Verhaltens- oder Kommunikationsmuster. Die Sterbenden bestimmen somit passiv wie aktiv die Kommunikation und das Verhalten ihrer Umgebung mit. Sterbende müssen aus diesem Grund als „Akteure" betrachtet werden.

Über die genannten Beispiele der Komplexität des Forschungsfeldes hinausgehend, berührt das Themenfeld Sterbeort auch weitere themenverwandte Einstellungen, wie die Einstellung zur Sterbehilfe (vgl. Zimmermann 2004), dem Suizidverhalten alter Menschen, die Einstellung zum demografischen Wandel, zum Umgang mit Demenzkranken oder die Einstellung zur Finanzierung des Gesundheitssystems. Aus dieser Komplexität von offenen Fragen auf der einen Seite und gesellschaftlichen Konsequenzen auf der anderen Seite besteht Bedarf, dieses Thema weiter soziologisch zu analysieren. Die schon von Bednarz (2003) bemerkte Aktualität der gesellschaftlichen Auseinandersetzung mit dem Sterben und den Sterbeorten wird der modernen Dienstleitungsgesellschaft weitere Jahrzehnte erhalten bleiben.

Die vorliegende soziologische Untersuchung der Einstellung zu Sterbeorten unterliegt dem Paradigma der interpretativen Sozialforschung. Es ist ausreichend Datenmaterial gesammelt worden, dennoch hätten die Analysen noch tiefgehender und damit wertschöpfender durchgeführt werden können. So wurden die Einstellungen zum Sterbeort in dieser Studie lediglich aus der Perspektive der Nahestehenden analysiert, welches ein eindimensionales Blickfeld darstellt. So wäre es sicher aussagekräftiger, wenn in Zukunft Untersuchungen in der Weise mehrdimensional zu originär soziologischen Problemstellungen und Perspektiven gestaltet werden, dass auch andere Teilnehmer(innen) eines einzigen Sterbeprozesses befragt und zusätzlich in teilnehmender Beobachtung untersucht werden. Es handelt sich hier zwar um ein schwer zugängliches Feld, doch wäre eine Kooperation zwischen Wissenschaftler(inne)n verschiedenster Fachbereiche, wie Soziologie, Medizin, Psychologie, Pädagogik und Berufstätigen sowie Ehrenamtlichen aus den verschiedensten Sterbeort-Kontexten sehr vielversprechend. Hierbei ist zu bedenken, um welch intimes Untersuchungsfeld es sich handelt. Es konnte von Beginn an festgestellt werden, wie schwer zugänglich eine Studie zur Einstellung gegenüber Sterbeorten ist. Es ist den Befragten nicht leicht gefallen, über ihre Sterbeerfahrung zu berichten. Dies liegt im Wesentlichen an der ungewohnten Situation, über ein ansonsten tabuisiertes Thema zu sprechen. Die Schwierigkeit, darüber zu berichten, liegt auch darin begründet, dass Erinnerungen Emotionen aufwerfen, die die damalige Situation des Leids der Verstorbenen, Schuldgefühle, den Verlust und die Hinterfragung der eigenen Handlungen betreffen. Auf wissenschaftlicher Ebene kommt hinzu, dass weitverbreitete Schwierigkeiten bestehen, das Themenfeld Sterben, Sterbeorte und Tod begrifflich voneinander abzugrenzen. Wenn es um das Sterben geht, müssen diverse Veröffentlichungen mit diesem Begriff im Titel zuerst daraufhin überprüft werden, ob dort nicht vielleicht doch „nur" der Tod und seine Konsequenzen behandelt wurden. Der Tod stellt das Ende des Sterbeprozesses dar und trotzdem betonen bereits Glaser und Strauss (2007 [1968]:1), dass diese Begriffe häufig synonym benutzt werden. Die Interviews bestätigen diese Feststellung.

Ein weiteres Ergebnis der Studie ist, dass je weiter das Individuum entfernt vom konkreten Sterben ist, desto weniger findet eine Auseinandersetzung mit dem Sterben und folglich mit dem Sterbeort statt (vgl. Hahn 1968). Das Wissen über die Bedürfnisse Sterbender und der eigenen Bedürfnisse in Bezug auf Sterbeorte ist bei den Befragten sehr gering. Hahn begründete diesen Zusammenhang damit, dass, einhergehend mit der technischen Kompetenz im Umgang mit Sterbenden durch Experten, ein weitgehender Wirklichkeitsverlust und der Verlust der praktischen Kompetenz der Bewältigung der mit dem Tod zusammenhängenden Voraussetzungen bei den übrigen korrespondiert (vgl. Hahn 1995: 85). Tatsächlich fehlt in Deutschland eine Ausbildung der Sterbekompetenz für Angehörige, wie sie im Vergleich in den USA als *Death Education* existiert (vgl. Wittkowski 1990: 164ff.). Es zeigte sich, dass es den Befragten in der Regel nicht um technische Defizite ging, wenn sie Probleme im Umgang mit dem Sterben oder dem Sterbeort feststellten. Es wurden keine Aussagen dazu gemacht, dass ein technisches Defizit sie daran gehindert hätte, mit den Sterbenden in einer für alle Beteiligten vorteilhafteren Weise umzugehen. Defizite bestehen in der Hauptsache in kommunikativ-pädagogischer Hinsicht, da sie sich in ihrer Situation schlecht verstanden fühlten und glaubten, ihre Meinung hätte bei wichtigen Entscheidungen kein Gewicht.

In dieser Studie wurde ebenfalls festgestellt, dass Sterben in Institutionen nicht gleichzusetzen ist mit einer Verdrängung oder Isolation der Sterbenden – so wie es allgemein unterstellt wird (z.B. Feldmann 1990,

Ariès 2005). Institutionen schaffen, trotz der beobachteten Defizite, neue Formen der Kooperation, um als Angehörige das Sterben begleiten, nachvollziehen und gestalten zu können. Doch im Zusammenhang mit dem u.a. festgestellten Wissensdefizit und den hierarchischen Kommunikationsstrukturen zwischen behandelnden Ärzt(inn)en und den Angehörigen besteht eine deutliche Tendenz, dass Angehörige der Sterbenden wie auch die Akteure der Institution sich der Auseinandersetzung miteinander entziehen und Sterbende tatsächlich alleine bleiben. Hier würde eine Etablierung der zuvor beschriebenen Death Education der Angehörigen wie auch des medizinischen Personals in den Institutionen nicht nur das Bewusstsein und die Einstellungen, sondern auch tatsächlich den kommunikativen Umgang und die Sterbesituation positiv beeinflussen.

Das Themenfeld Gender und Sterbeort ist in der vorliegenden Studie nur als Unterkapitel aufgeführt. Das empirische Material zeigt deutlich, dass eine Vertiefung der Erforschung von genderbezogenen Fragen zum Sterbeort lohnenswert und notwendig ist. Nicht geklärt werden konnte beispielsweise, welche Bedeutung die Tatsache hat, dass vorwiegend Frauen Sterbende begleiten. Worin liegen die Ursachen dafür und welche Konsequenzen hat dies für das Sterben, die Sterbeorte, die Sterbenden, die Gesellschaft und vor allem für die Frauen selbst? Welche Konsequenzen werden in Zukunft im Umgang mit dem Sterbeort für die gesellschaftspolitischen Entscheidungen entstehen, wenn Sterben zu über 85 Prozent von pflegenden Frauen begleitet wird? Dies kann jedoch im Rahmen der vorliegenden Arbeit nicht in angemessener Vollständigkeit geleistet werden und stellt einen zentralen Forschungsgegenstand der Zukunft dar. Allen, die im persönlichen oder professionellen Kontext der Fragestellungen des Sterbens und der Sterbeorte agieren, wissen, dass die bisherigen Erkenntnisse zur Beantwortung von Fragen im Umgang mit Angehörigen, Sterbenden, Sozialpolitik und Wissenschaft bisher an den Anfängen stehen. Die vorliegende Arbeit will eine Lücke zwischen einer philosophischen Betrachtung des Sterbens und gesellschaftsnahen Fragestellungen schließen und den wissenschaftlichen sowie gesellschaftlichen Diskurs zum demografischen Wandel und Sterben in der westlichen Gesellschaft voranbringen.

Literaturverzeichnis

Ahmad, S.; O´Mahony, M.S. (2005): Where older people die: a retrospective population-based study. *QJM* 98(12): 865-870.

Alber, Jens (2005): Wer ist das schwache Geschlecht? Zur Sterblichkeit von Männern und Frauen innerhalb und außerhalb der Ehe. *Leviathan* 33: 3-39.

Allport, Gordon W. (1935): Attitudes. In: Murchison, Carl (Hg.): *A Handbook of Social Psychology*. Worcester: Clark University Press. S. 798-844.

Andersen, Hanfried; Grabka, Markus; Schwarze, Johannes (2008): Gesundheit, Einstellungen und Verhalten. In: Statistisches Bundesamt (Destatis) und Bundeszentrale für politische Bildung (Hg.): *Datenreport 2008 - Ein Sozialbericht für die Bundesrepublik Deutschland*. Bonn. S. 261-267.

Ariès, Philippe (2005): *Geschichte des Todes*. 11. Auflage. München: Deutscher Taschenbuch Verlag.

Axelsson, B.; Christensen, Borup S. (1996): Place of death correlated to sociodemographic factors. A study of 203 patients dying of cancer in a rural Swedish county in 1990. *Palliative Medicine* 10: 329-335.

Babitsch, Birgit (2006): Die Kategorie Geschlecht: Implikationen für den Zusammenhang zwischen sozialer Ungleichheit und Gesundheit. In: Richter, Matthias; Hurrelmann, Klaus (Hg.): *Gesundheitliche Ungleichheit. Grundlagen, Probleme, Perspektiven*. Wiesbaden: VS Verlag für Sozialwissenschaften. S. 271-287.

Beck, Ulrich (1986): *Risikogesellschaft*. Frankfurt: Suhrkamp.

Bednarz, Anja (2003): *Den Tod überleben – Deuten und Handeln auf das Sterben eines Anderen*. Wiesbaden: Westdeutscher Verlag.

Bickel, Horst (1998): Das letzte Lebensjahr: Eine Repräsentativstudie an Verstorbenen. Wohnsituation, Sterbeort und Nutzung von Versorgungsangeboten. *Zeitschrift für Gerontologie und Geriatrie* 31: 193-204.

Blumer, Herbert (1954): What is wrong with Social Theory? *American Sociological Review* 19(1): 3-10.

Blumer, Herbert (1969): *Symbolic Interactionism. Perspective and Method*. Englewood Cliffs, New Jersey: Prentice Hall, Inc.

Blumer, Herbert (1973): Die Grundsätze des Symbolischen Interaktionismus. In: Arbeitskreis Bielefelder Soziologen (Hg.): *Alltagswissen, Interaktion und gesellschaftliche Wirklichkeit.* Bd. 1. Reinbek: Rowohlt. S. 80-101.

Blumer, Herbert (1979 [1939]): Introduction to the Transaction Edition. In: Critiques of Research in the Sciences. New Brunswick/New Jersey: Transaction Books. S. v-xxxviii.

Böhm, Karin (2008): Gesundheit und soziale Sicherung. In: Destatis (Hg.): *Datenreport 2008 - Ein Sozialbericht für die Bundesrepublik Deutschland.* Bonn. S. 237-260.

Bowling, Ann (1983): The hospitalisation of death: should more people die at home? *Journal of medical ethics* 9: 158-161.

Brüggen, Susanne (2005a): Religiöses aus der Ratgeberecke. In: Knoblauch, Hubert; Zingerle, Arnold (Hg): *Thanatosoziologie – Tod, Hospiz und Institutionalisierung des Sterbens.* Band 27. Berlin: Duncker & Humblot. S. 81-99.

Brüggen, Susanne (2005b): *Letzte Ratschläge – Der Tod als Problem für Soziologie, Ratgeberliteratur und Expertenwissen.* Wiesbaden: VS Verlag für Sozialwissenschaften.

Brüsemeister, Thomas (2008): *Qualitative Forschung. Ein Überblick.* 2. Auflage. Wiesbaden: VS Verlag für Sozialwissenschaften.

Bundesamt für Gesundheit (2006): *Gender-Gesundheitsbericht Schweiz 2006 – Grundlagen zur Entwicklung von forschungs- und handlungsbezogenen Aktivitäten.* Bundesamt für Gesundheit.

Bundesamt für Gesundheit (2008): *Fokusbericht Gender und Gesundheit.* Eidgenössisches Departement des Inneren und Bundesamt für Gesundheit: Basel.

Bundesministerium für Familie, Senioren, Frauen und Jugend (Hg.) (2001): *Sterben und Sterbebegleitung: ein interdisziplinäres Gespräch.* 4. Auflage. Stuttgart, Berlin, Köln: Kohlhammer.

Cartwright, Ann (1991): Changes in life and care in the year before death 1969 – 1987. *Journal of Public Health* 13(2): 81-87.

Catalán-Fernandez, J.G.; Pons-Sureda, O.; Recober-Matínez, A.; Avellà-Mestre, A.; Carbonero-Malberti, J.M.; Benito-Oliver, E.; Garau-Llinás, I. (1991): Dying of cancer. The place of death and family circumstances. *Medical Care* 29(9): 841-852.

Charmaz, Kathy (1980): *The social reality of death. Death in contemporary America.* Reading: Addison-Wesley.

Chatterjee, Suhita Chopra (2004): Understanding The Experiental World Of The Dying: Limits To Sociological Research. *Omega* 48(3): 195-202.

Claussen, Christine (2009): Vielleicht habe ich jetzt weniger Angst vor dem Sterben. *Stern* Nr.15/2009, 02.04.2009. S. 148-153.

Clifford, C.A.; Jolley, D.J.; Giles, G.G. (1991): Where people die in Victoria. *The Medical Journal of Australia* 155 (7): 446-451.

Cline, Sally (1997): *Frauen sterben anders. Wie wir im Leben den Tod bewältigen.* Bergisch Gladbach: Gustav Lübbe.

Cohen, Joachim; Bilsen, Johan; Hooft, Peter [†]; Deboosere, Patrick; van der Wal, Gerrit; Deliens, Luc (2006): Dying at home or in institution. Using death certificates to explore the factors associated with place of death. *Health Policy* 78: 319-329.

Cohen, Joachim; Bilsen, Johan; Fischer, Susanne; Löfmark, Rurik; Norup, Michael; van der Heide, Agnes; Miccinesi, Guido; Deliens, Luc (2007): End-of-life decision-making in Belgium, Denmark, Sweden and Switzerland: does place of death make a difference? *Journal of Epidemiology & Community Health (JECH)* 61: 1062-1068. Downloaded from jech.bmj.com on 10 June 2009.

Corr, Charels A. (1992): A task-based approach to coping with dying. *Omega* 24(2): 81-94.

Davison, D.; Johnston, G.; Reilly, P.; Stevenson, M. (2001): Where do patients with cancer die in Belfast? *Irish Journal of Medical Science* 170(1): 18-23.

Dragano, Nico; Siegrist, Johannes (2006): Die Lebenslaufperspektive gesundheitlicher Ungleichheit: Konzepte und Forschungsergebnisse. In: Richter, Matthias; Hurrelmann, Klaus (Hg.): *Gesundheitliche Ungleichheit. Grundlagen, Probleme, Perspektiven.* Wiesbaden: VS Verlag für Sozialwissenschaften. S. 171-184.

Dreßel, Gudrun; Erdmann, Bernadett; Hausmann, Christopher; Hildenbrand, Bruno; Oorschot, Birgitt van (2001): *Sterben und Tod in Thüringen. Ergebnisse einer sozialwissenschaftlichen Repräsentativbefragung.* Friedrich-Schiller-Universität Jena.

Dreßke, Stefan (2005): *Sterben im Hospiz – Der Alltag in einer alternativen Pflegeeinrichtung.* Frankfurt a. M.: Campus.

Dreßke, Stefan (2007): Interaktion zum Tode. Wie Sterben im Hospiz ochestriert wird. In: Gehring, Petra; Rölli, Marc; Saborowski, Maxine (Hg.): *Ambivalenzen des Todes. Wirklichkeit des Sterbens und Todestheorien heute.* Darmstadt: WBG. S. 77-101.

Dreßke, Stefan (2008a): Sterbebegleitung und Hospizkultur. In: Bundeszentrale für Politische Bildung (Hg.): *Tod und Sterben.* Aus Politik und Zeitgeschichte 4/2008. S. 14-20.

Dreßke, Stefan (2008b): Die Herstellung des »guten Sterbens«. Arbeit an der Identitätssicherung im Hospiz. In: Saake, Irmhild; Vogd, Werner (Hg.): *Moderne Mythen der Medizin. Studien zur organisierten Krankenbehandlung.* Wiesbaden: VS Verlag für Sozialwissenschaften. S. 215-235.

Durkheim, Émile (1973 [1897]): *Der Selbstmord.* Neuwied: Luchterhand.

Eirmbter, Willy H.; Hahn, Alois; Jacob, Rüdiger (1993): *Aids und die gesellschaftlichen Folgen.* Frankfurt a. M. und New York: Campus.

Elias, Norbert (1990): *Über die Einsamkeit des Sterbenden in unseren Tagen.* Frankfurt: Suhrkamp.

Elias, Norbert (2002): *Über die Einsamkeit des Sterbenden in unseren Tagen.* Frankfurt a. M.: Suhrkamp.

Engstler, Heribert; Menning, Sonja (2003): *Die Familie im Spiegel der amtlichen Statistik. Lebensformen, Familienstrukturen und familiendemographische Entwicklung in Deutschland.* Berlin: Bundesministerium für Familie, Senioren, Frauen und Jugend.

Esser, Hartmut (1999): *Soziologie: allgemeine Grundlagen.* Frankfurt a. M./New York: Campus Verlag.

Feldmann, Klaus (1990): *Tod und Gesellschaft – Eine soziologische Betrachtung von Sterben und Tod.* Frankfurt a. M.: Lang.

Feldmann, Klaus (2004a): Sterben – Scheitern oder Sieg? In: Junge, Matthias; Lechner, Götz (Hg.): *Scheitern - Aspekte eines sozialen Phänomens*. Wiesbaden: VS Verlag für Sozialwissenschaften. S. 49-61.

Feldmann, Klaus (2004b): *Tod und Gesellschaft. Sozialwissenschaftliche Thanatologie im Überblick*. Wiesbaden: VS Verlag für Sozialwissenschaften.

Feldmann, Klaus; Fuchs-Heinritz, Werner (1995): Der Tod als Gegenstand der Soziologie. In: Feldmann, Klaus; Fuchs-Heinritz, Werner (Hg.): *Der Tod ist ein Problem der Lebenden*. Frankfurt a. M.: Suhrkamp. S. 7-18.

Field, David; Hockey, Jenny; Small, Neil (1997): Making sense of difference: death, gender and ethnicity in modern Britain. In: Field, David; Hockey, Jenny; Small, Neil (Hg.): *Death, Gender and Ethnicity*. London/New York: Routledge. S. 1-28.

Fischer, Susanne; Bosshard, Georg; Zellweger, Ueli; Faisst, Karin (2004): Der Sterbeort: „Wo sterben die Menschen heute in der Schweiz?". *Zeitung für Gerontologie und Geriatrie* 37: 467-474.

Flick, Uwe; Kardorff, Ernst von; Steinke, Ines (Hg.) (2000): *Qualitative Forschung*. Hamburg: Rowohlt.

Flory, James; Young-Xu, Yinong; Gurol, Ipek; Levinsky, Norman; Ash, Arlene; Emanuel, Ezekiel (2004): Place Of Death: U.S. Trends Since 1980. *Health Affairs* 23(3): 194-200.

Frank, Charlotte (2009): Hilflos am Krankenbett. Ärzte streiten über den Status der Palliativmedizin im Studium. *Süddeutsche Zeitung*, Nr. 140, 22.06.2009. S. 38.

Frauenreferat der Vorarlberger Landesregierung, Fachstelle Familien und Gleichstellung des Kantons, Appenzell Ausserrhoden, Kompetenzzentrum Integration, Gleichstellung und Projekte des Kantons St. Gallen, Stabsstelle für Chancengleichheit der Regierung des Fürstentums Liechtenstein, Stabsstelle für Chancengleichheit von Frau und Mann des Kantons Graubünden (Hg.) (2008): *Sankt Gallen - Gesundheit von Frauen und Männern im Alter*. Vaduz: BVB Druck+Verlag.

Froschauer, Ulrike; Lueger, Manfred (2003): *Das qualitative Interview*. Wien: WUV Facultas.

Fuchs-Heinritz, Werner (1995): Auguste Comte: Die Toten regieren die Lebenden. In: Feldmann, Klaus; Fuchs-Heinritz, Werner (Hg.): *Der Tod ist ein Problem der Lebenden. Beiträge zur Soziologie des Todes.* Frankfurt a. M.: Suhrkamp. S. 19-58.

Fuchs-Heinritz, Werner (2007): Soziologisierung des Todes? Der halbherzige Diskurs über das Lebensende. In: Gehring, Petra; Rölli, Marc; Saborowski, Maxine (Hg.): *Ambivalenzen des Todes – Wirklichkeit des Sterbens und Todestheorien heute.* Darmstadt: Wissenschaftliche Buchgesellschaft. S. 17 – 32.

Glaser, Barney G.; Strauss, Anselm L. (1974): *Interaktion mit Sterbenden.* Göttingen: Vandenhoeck & Ruprecht.

Glaser, Barney G.; Strauss, Anselm L. (2005): *Grounded Theory. Strategien qualitativer Forschung.* 2. Auflage. Bern: Hans Huber.

Glaser, Barney G.; Strauss, Anselm L. (2007 [1968]): *Time for Dying.* New Brunswick/London: Aldine Transaction.

Glinka, Hans-Jürgen (1998): *Das narrative Interview. Eine Einführung für Sozialpädagogen.* Weinheim/München: Juventa.

Göckenjan, Gerd (2008): Sterben in unserer Gesellschaft – Ideale und Wirklichkeiten. In: Bundeszentrale für Politische Bildung (Hg.): *Tod und Sterben. Aus Politik und Zeitgeschichte* 4/2008. S. 7-14.

Goebel, Jan; Habich, Roland; Krause, Peter (2008): Einkommen - Verteilung, Armut und Dynamik. In: Destatis (Hg.): *Datenreport 2008 - Ein Sozialbericht für die Bundesrepublik Deutschland.* Bonn. S. 163-172.

Goffman, Erving (1972 [1961]): *Asyle. Über die Situation psychiatrischer Patienten und anderen Insassen.* Frankfurt a. M.: Suhrkamp.

Goffman, Erving (2003): *Wir alle spielen Theater: Die Selbstdarstellung im Alltag.* München: Piper.

Gomes, Barbara; Higginson, Irene J. (2006): Factors influencing death at home in terminally ill patients with cancer: systematic review. *BMJ* 332(7540): 515-521.

Gomes, Barbara; Higginson, Irene J. (2008): Where people die (1974–2030): past trends, future projections and implications for care. *Palliative Medicine* 22(1): 33-41.

Greil, Richard (2008): Der Tod als Tabu, Wissensdefizit und Kostenfaktor – Der Umgang der Medizin mit der Transition von Leben und Tod. In: Fischer, Michael; Schrems, Ingeborg (Hg.): *Ethik im Sog der Ökonomie. Was entscheidet wirklich unser Leben?* Frankfurt a. M.: Peter Lang. S. 181-195.

Grobecker, Claire; Krack-Rohberg, Elle (2008): Bevölkerung. In: Destatis (Hg.): *Datenreport 2008 - Ein Sozialbericht für die Bundesrepublik Deutschland.* Bonn. S. 1-25.

Gronemeyer Reimer (2005): Hospiz, Hospizbewegung und Palliative Care in Europa. In: Knoblauch, Hubert; Zingerle, Arnold (Hg.): *Thanatosoziologie. Tod, Hospiz und Institutionalisierung des Sterbens.* Berlin: Duncker & Humblot. S. 207-220.

Gronemeyer, Reimer (2007): Sterben in Deutschland: Frankfurt a. M.: Fischer.

Guthrie, B.; Nelson, M.; Gazzard, B. (1996): Are people with HIV in London able to die where they plan? *AIDS Care* 8(6): 709-713.

Hahn, Alois (1968): *Einstellungen zum Tod und ihre soziale Bedingtheit.* Stuttgart: Ferdinand Enke Verlag.

Hahn, Alois (1995): Tod und Zivilisation bei Georg Simmel. In: Feldmann, Klaus; Fuchs-Heinritz, Werner (Hg.): *Der Tod ist ein Problem der Lebenden. Beiträge zur Soziologie des Todes.* Frankfurt a. M.: Suhrkamp. S. 80-95.

Hahn, Alois (2000): Tod, Sterben und der Glaube an ein Weiterleben in soziologischer Sicht. *Sozialwissenschaftliche Informationen SOWI*, H. 2: 75-87.

Hahn, Alois (2002): Tod und Sterben in soziologischer Sicht. In: Assmann, Jan; Trauzettel, Rolf (Hg.): *Tod, Jenseits und Identität. Perspektiven einer kulturwissenschaftlichen Thanatologie.* Freiburg/München: Karl Alber. S. 55-89.

Heckmann, Friedrich (1992): Interpretationsregeln zur Auswertung qualitativer Interviews und sozialwissenschaftlich relevanter "Texte". Anwendung der Hermeneutik für die empirische Sozialforschung. In: Hoffmeyer-Zlotnik, Jürgen H. P. (Hg.): *Analyse verbaler Daten. Über den Umgang mit qualitativen Daten.* Opladen: Westdeutscher Verlag. S. 142-167.

Heimerl, Katharina; Heller, Andreas (2008): Die Last auf vielen Schultern verteilen – Was bedeutet »angemessene« Betreuung am Lebensende? In: Wittkowski, Joachim; Schröder, Christina (Hg.): *Angemessene Betreuung am Ende des Lebens. Barrieren und Strategien zu ihrer Überwindung*. Göttingen: Vandenhoeck & Ruprecht. S. 100-117.

Helfferich, Cornelia (2005): *Die Qualität qualitativer Daten – Manual für die Durchführung qualitativer Interviews*. 2. Auflage. Wiesbaden: VS Verlag für Sozialwissenschaften.

Hermanns, Harry (1992): Die Auswertung narrativer Interviews. Ein Beispiel für qualitative Verfahren. In: Hoffmeyer-Zlotnik, Jürgen H. P. (Hg.): *Analyse verbaler Daten. Über den Umgang mit qualitativen Daten*. Opladen: Westdeutscher Verlag. S. 111-142.

Higginson; Irene J., Astin, Paul; Dolan, Susan (1998): Where do cancer patients die? Ten-year trends in the place of death of cancer patients in England. *Palliative Medicine* 12(5): 353-63.

Higginson, Irene J.; Jarman, Brian; Astin, Paul; Dolan, Susan (1999): Do social factors affect where patients die: an analysis of 10 years of cancer deaths in England. *Journal of Public Health Medicine* 21(1): 22-28.

Hildenbrand, Bruno (2000): Anselm Strauss. In: Flick, Uwe; Kardorff, Ernst von; Steinke, Ines (Hg.): *Qualitative Forschung*. Hamburg: Rowohlt. S. 32-42.

Hildenbrand, Bruno (2008): Mediating Structure and Interaction in Grounded Theory. In: Bryant, Antony; Charmaz, Cathy (Hg.): *The SAGE handbook of grounded theory*. London: SAGE Publications Ltd. S. 539-564.

Hochschild, Arlie Russel (1990): *Das gekaufte Herz: zur Kommerzialisierung der Gefühle*. Frankfurt a. M.: Campus.

Hoerning, Erika M.; Alheit, Peter (1995): Biographical Socialization. *Current Sociology* 43(2/3): 101-114.

Hoffinger, Isa (2009): Die Zeit vor dem Tod. Hospiz-Pflegekräfte kümmern sich darum, dass auch sterbenskranke Menschen ein würdiges Leben führen können. *Süddeutsche Zeitung* 251, 31.10./1.11.2009. S. V2/9.

Hopf, Christel (2000): Forschungsethik und qualitative Forschung. In: Flick, Uwe; Kardorff, Ernst; Steinke, Ines (Hg.): *Qualitative Forschung*. Hamburg: Rowohlt. S. 589-600.

Houttekier, Dirk; Cohen, Joachim; Bilsen, Johan; Deboosere, Patrick; Verduyckt, P.; Deliens, Luc (2009): Determinants of the place of death in the Brussels metropolitan region. *Journal of Pain & Symptom Management* 37(6): 996-1005.

Hügli, Anton; Lübcke, Poul (2000): *Philosophie-Lexikon. Personen und Begriffe der abendländischen Philosophie von der Antike bis zur Gegenwart.* 3. Auflage. Hamburg: Rowohlt Taschenbuch.

Imhof, Arthur E. (1991): *ARS MORIENDI. Die Kunst des Sterbens einst und heute.* Wien: Böhlau.

International Work Group on Death, Dying, and Bereavement (2006): Caregivers in Death, Dying, and Bereavement Situations. *Death Studies* 30: 649-663.

Jenull-Schiefer, Brigitte; Mayr, Michaela; Mayring, Phillipp (2006): Hinter jeder Tür der lauernde Tod - Institutionalisiertes Sterben. *Zeitschrift für Gerontologie und Geriatrie* 39: 308-314.

Junge, Matthias; Lechner, Götz (2004): Scheitern als Erfahrung und Konzept. Zur Einführung. In: Junge, Matthias; Lechner, Götz (Hg.): *Scheitern - Aspekte eines sozialen Phänomens.* Wiesbaden: VS Verlag für Sozialwissenschaften. S. 7-13.

Kamann, Matthias (2009): *Todeskämpfe. Die Politik des Jenseits und der Streit um Sterbehilfe.* Bielefeld: Transcript.

Kaufman, Sharon R. (2005): *...And a time to die: How American hospitals shape the end of life.* Chicago: University of Chicago Press.

Kellehear, Allan (2007): *A Social History of Dying.* Cambridge: Cambridge University Press.

Kissler, Alexander (2008): Die unliebsamen Reflexe der Toten. *Süddeutsche Zeitung* Nr. 144, 23.06.2008. S. 12.

Knoblauch, Hubert; Zingerle, Arnold (2005): Einleitung. Thanatosoziologie – Tod, Hospiz und Institutionalisierung des Sterbens. In: Knoblauch, Hubert; Zingerle, Arnold (Hg.): *Thanatosoziologie – Tod, Hospiz und Institutionalisierung des Sterbens.* Band 27. Berlin: Duncker & Humblot. S. 11-27.

Kostrzewa, Stephan; Gerhard, Christoph (2010): *Hospizliche Altenpflege: Palliative Versorgungskonzepte in Altenpflegeheimen entwickeln, etablieren und evaluieren*. Bern: Huber.

Kröger, Katharina (2008): *Exit-Interviews in SOEP und Share*. DIW Data Documentation 40/2008. Berlin: Deutsches Institut für Wirtschaftsforschung.

Kron, Thomas; Horáček, Martin (2009): *Individualisierung*. Bielefeld: Transcript.

Kübler-Ross, Elisabeth (2009 [1969]): *Interviews mit Sterbenden*. Stuttgart: Kreuz-Verlag.

Kühn, Hagen; Klinke, Sebastian (2006): Krankenhaus im Wandel. *WZB-Mitteilungen* H. 113: 6-9.

Lakotta, Beate; Schels, Walter (2008): *Noch mal leben vor dem Tod*. München: Deutsche Verlags-Anstalt.

Lang, Frieder R.; Baltes, Paul B.; Wagner, Gert G. (2007): Desired Lifetime and End-of-Life Desires Across Adulthood From 20 to 90: A Dual-Source Information Model. *Journal of Gerontology: Psychological Science* 62B: 268-276.

Marty Lavanchy, Silvia (2008): Von der Frauen- zur Geschlechterperspektive: Die Notwendigkeit einer gendersensiblen Gesundheitsberichterstattung. In: Frauenreferat der Vorarlberger Landesregierung, Fachstelle Familien und Gleichstellung des Kantons, Appenzell Ausserrhoden, Kompetenzzentrum Integration, Gleichstellung und Projekte des Kantons St.Gallen, Stabsstelle für Chancengleichheit der Regierung des Fürstentums Liechtenstein, Stabsstelle für Chancengleichheit von Frau und Mann des Kantons Graubünden (Hg.): *Sankt Gallen - Gesundheit von Frauen und Männern im Alter*. Vaduz: BVB Druck+Verlag. S. 69-78.

Lerner, Monroe (1982 [1970]): When, why and where people die. In: Brim, Orville Gilbert; Freeman, Howard E.; Levine, Sol; Scotch, Norman A. (Hg.): *The Dying Patient*. New Brunswick: Transaction. S. 5-29.

Liebs, Holger (2009): Maria Lassnig über Leben. *Süddeutsche Zeitung*, Nr. 84, 11./12./13. April 2009. S. V1/8.

Macho, Thomas (2008): Sterben heute – Essay. In: Bundeszentrale für Politische Bildung (Hg.): *Tod und Sterben*. Aus Politik und Zeitgeschichte 4/2008. S. 3-4.

Mead, George Herbert (1969): *Sozialpsychologie*. Eingeleitet und herausgegeben von Anselm Strauss. Neuwied am Rhein und Berlin: Luchterhand.

Mead, George Herbert (1973): *Geist, Identität und Gesellschaft*. Frankfurt a. M.: Suhrkamp.

Mikulasek, Anita (2011): Kap. 4. Gestorbene – Deaths. In: Statistik Austria (Hg.): *Demografisches Jahrbuch 2010*. Wien: Verlag Österreich GmbH. S. 232 – 261.

Nassehi, Armin; Weber, Georg (1989): *Tod, Modernität und Gesellschaft. Entwurf einer Theorie der Todesverdrängung*. Opladen: Westdeutscher Verlag.

Nassehi, Armin; Saake, Irmhild (2005): Konturen des Todes. Eine Neubestimmung soziologischer Thanatologie. In: Knoblauch, Hubert; Zingerle, Arnold (Hg.): *Thanatosoziologie. Tod, Hospiz und Institutionalisierung des Sterbens*. Berlin: Duncker & Humblot. S. 31-54.

Némedi, Dénes (1995): Das Problem des Todes in der Durkheimschen Soziologie. In: Feldmann, Klaus; Fuchs-Heinritz, Werner (Hg.): *Der Tod ist ein Problem der Lebenden. Beiträge zur Soziologie des Todes*. Frankfurt a. M.: Suhrkamp. S. 59-79.

Nölle, Volker (1996): *Vom Umgang mit Verstorbenen: eine mikrosoziologische Erklärung des Bestattungsverhaltens*. Europäische Hochschulschriften: Reihe 22, Soziologie, Bd. 302. Frankfurt a. M.: Peter Lang.

Ochsmann, Randolph; Feith, Gabi; Klein, Thomas; Seibert, Anja; Slangen, Kerstin (1997): Sterbeorte in Rheinland-Pfalz: Zur Demographie des Todes. In: Interdisziplinärer Arbeitskreis Thanatologie (Hg.): *Beiträge zur Thanatologie*, Heft 8. Johannes Gutenberg-Universität Mainz.

Oorschot, B. van; Hausmann, Chr.; Köhler, N.; Leppert, K.; Schweitzer, S.; Anselm, R. (2004): *Patienten als Partner in der letzten Lebensphase. Erste Ergebnisse und Perspektiven eines Modellvorhabens*. Bundesgesundheitsblatt – Gesundheitsforschung – Gesundheitsschutz 2004 47: 992-999.

Oorschot, Brigitte van; Schweitzer, Susanne; Köhler, Norbert; Leppert, Karena; Steinbach, Kerstin; Hausmann, Christopher; Anselm, Reiner (2005): Sterben, Sterbehilfe und Therapieverzicht aus Angehörigensicht – Ergebnisse einer Hinterbliebenenbefragung. *Psychotherapie Psychosomatik, Medizinische Psychologie* 55: 283-290.

Papke, Jens; Koch, Rainer (2007): Places of Death from Cancer in a Rural Location. *Onkologie* 2007/30: 105-108.

Peuckert, Rüdiger (2003): Einstellung, soziale. In: Schäfers, Bernhard (Hg.): *Grundbegriffe der Soziologie.* 8. Auflage. Opladen: Leske+Budrich. S. 63-65.

Rosenberg, Milton J.; Hovland, Carl I. (1960): Cognitive, Affective, and Behavorial Components of Attitudes. In: Rosenberg, Milton J.; Hovland, Carl I. (Hg.): *Attitude Organisation and Change.* New Haven: Yale University Press. S. 1-14.

Rosenthal, Gabriele (2002): Biographisch-narrative Gesprächsführung: Zu den Bedingungen heilsamen Erzählens im Forschungs- und Beratungskontext. *Psychotherapie und Sozialwissenschaften. Zeitschrift für qualitative Forschung.* Göttingen: Vandenhoeck & Rubrecht. S. 204-227.

Rosenthal, Gabriele (2005): *Interpretative Sozialforschung. Eine Einführung.* Weinheim/München: Juventa.

Samarel, Nelda (2003): Der Sterbeprozess. In: Wittkowski, Joachim (Hg.): *Sterben, Tod und Trauer.* Stuttgart: Kohlhammer. S. 122-151.

Scheer, Albert (2003): Individuum/Person. In: Schäfers, Bernhard (Hg.): *Grundbegriffe der Soziologie.* Opladen: Leske+Budrich. S. 134-140.

Schiefer, Frank (2007): *Die vielen Tode. Individualisierung und Privatisierung im Kontext von Sterben, Tod und Trauer in der Moderne.* Münster: LIT Verlag.

Schmidt, Caroline (2007): Schlimmer als der Tod. *Der Spiegel,* Nr. 42, 15.10.2007. S. 44-48.

Schmidt-Grunert, Marianne (Hg.) (1999): *Sozialarbeitsforschung konkret. Problemzentrierte Interviews als qualitative Erhebungsmethode.* Freiburg: Lambertus-Verlag.

Schmied, Gerhard (1985): *Sterben und Trauern in der modernen Gesellschaft.* Opladen: Leske+Budrich.

Schneider, Werner (2005): Der ›gesicherte‹ Tod. Zur diskursiven Ordnung des Lebensendes in der Moderne. In: Knoblauch, Hubert; Zingerle, Arnold (Hg.): *Thanatosoziologie – Tod, Hospiz und Institutionalisierung des Sterbens.* Band 27. Berlin: Duncker & Humblot. S. 55-79.

Schnell, Martin W. (2007): Das Lebensende im Zeichen der Patientenverfügung. Anmerkungen aus Sicht der Pflegewissenschaft. In: Gehring, Petra; Rölli, Marc; Saborowski, Maxine (Hg.): *Ambivalenzen des Todes – Wirklichkeit des Sterbens und Todestheorien heute.* Darmstadt: Wissenschaftliche Buchgesellschaft. S. 63-76.

Schnell, Rainer; Hill, Paul B.; Esser, Elke (1999): *Methoden der empirischen Sozialforschung.* 6. Auflage. München/Wien: Oldenbourg.

Schütze, Fritz (1983): Biographieforschung und narratives Interview. *Neue Praxis* 13: 283-293.

Seale, Clive (1998): *Constructing Death. The Sociology of Dying and Bereavement.* Cambridge: University Press.

Seibert, Anja; Ochsmann, Randolph; Feith, Gabriele; Klein, Thomas; Slangen, Kerstin (1997): Häusliche Betreuung Sterbenskranker: Zur Motivation der Familienangehörigen. In: Interdisziplinärer Arbeitskreis Thanatologie (Hg.): *Beiträge zur Thanatologie*, Heft 9. Johannes Gutenberg-Universität Mainz.

Simmel, Georg (1890): *Über soziale Differenzierung. Soziologische und psychologische Untersuchungen.* Leipzig: Duncker & Humblot.

Statistische Ämter des Bundes und der Länder (Hg.) (2010): Demografischer Wandel in Deutschland. Heft 2: Auswirkungen auf Krankenhausbehandlungen und Pflegebedürftige im Bund und in den Ländern. Ausgabe 2010. Wiesbaden.

Stephenson, John S. (1985): *Death, Grief, and Mourning.* New York: The Free Press.

Strauss, Anselm; Corbin, Juliet (1996): *Grounded Theory: Grundlagen Qualitativer Sozialforschung.* Weinheim: Beltz.

Streckeisen, Ursula (2001): *Die Medizin und der Tod. Über berufliche Strategien zwischen Klinik und Pathologie.* Opladen: Leske+Budrich.

Streckeisen, Ursula (2005): Das Lebensende in der Universitätsklinik. Sterbendenbetreuung in der Inneren Medizin zwischen Tradition und Aufbruch. In: Knoblauch, Hubert; Zingerle, Arnold (Hg.): *Thanatosoziologie – Tod, Hospiz und Institutionalisierung des Sterbens.* Band 27. Berlin: Duncker & Humblot. S. 125-146.

Streckeisen, Ursula (2008): Legitime und illegitime Schmerzen. Ärztliche und pflegerische Strategien im Umgang mit invasiven Maßnahmen bei Sterbenden. In: Saake, Irmhild; Vogd, Werner (Hg.): *Moderne Mythen der Medizin. Studien zur organisierten Krankenbehandlung.* Wiesbaden: VS Verlag für Sozialwissenschaften. S. 191-213.

Strübing, Jörg (2004): *Grounded Theory. Zur sozialtheoretischen und epistemologischen Fundierung des Verfahrens der empirisch begründeten Theoriebildung.* Wiesbaden: VS Verlag für Sozialwissenschaften.

Sudnow, David (1973): *Organisierte Sterben. Eine soziologische Untersuchung.* Frankfurt a. M.: S. Fischer Verlag GmbH.

Thönnes, Michaela; Jakoby, Nina (2011): Wo sterben Menschen? Zur Frage des Sterbens in Institutionen, Zeitschrift für Gerontologie und Geriatrie, 5, S. 336-339.

Triandis, Harry C. (1975): *Einstellungen und Einstellungsmessung.* Weinheim/Basel: Beltz.

Walter, Heinz R. (1982): Vorwort. In: Witzel, Andreas (Hg.): *Verfahren der qualitativen Sozialforschung – Überblick und Alternativen.* Frankfurt a. M./New York: Campus. S. 7-9.

Walter, Tony (1994): *The Revival of Death.* New York: Routledge.

Weber, Hans-Joachim (1994): *Der soziale Tod. Zur Soziogenese von Todesbildern.* Frankfurt a. M.: Peter Lang.

Weber, Max (1972): *Wirtschaft und Gesellschaft.* 5. Auflage. Tübingen: Mohr.

Winkel, Heidemarie (2002): *Trauer ist doch ein großes Gefühl.* Konstanz: UVK.

Winkel, Heidemarie (2005): Selbstbestimmt Sterben. Pati-
ent(inn)enorientierung und ganzheitliche Schmerztherapie als
Kommunikationskoordinaten in der Hospizarbeit. Eine systemthe-
oretische Perspektive. In: Knoblauch, Hubert; Zingerle, Arnold
(Hg.): *Thanatosoziologie. Tod, Hospiz und Institutionalisierung des Sterbens*.
Berlin: Duncker & Humblot. S. 169-188.

Wittkowski, Joachim (Hg) (1990): *Psychologie des Todes*. Darmstadt: Wissenschaftliche Buchgesellschaft.

Wittkowski, Joachim (Hg.) (2003): *Sterben, Tod und Trauer*. Stuttgart:
Kohlhammer.

Wittkowski, Joachim; Schröder, Christina (2008): Betreuung am Lebensende: Strukturierung des Merkmalsbereichs und ausgewählte empirische Befund. In: Wittkowski, Joachim; Schröder, Christina (Hg.):
*Angemessene Betreuung am Ende des Lebens. Barrieren und Strategien zu ih-
rer Überwindung*. Göttingen: Vandenhoeck & Ruprecht. S. 1-51.

Witzel, Andreas (1982): *Verfahren der qualitativen Sozialforschung – Überblick
und Alternativen*. Frankfurt/New York: Campus.

Zenz, Michael (2003): Schmerztherapie. In: Schüttler, Jürgen (Hg.): *50
Jahre Deutsche Gesellschaft für Anästhesiologie und Intensivmedizin – Tradition und Innovation*. Berlin/Heidelberg: Springer. S. 286-289.

Zielke, Andreas (2008): Im Ausnahmezustand. *Süddeutsche Zeitung* Nr.
295, 19.12.2008. S. 11.

Zimmermann-Acklin, Markus (2004): Der gute Tod. Zur Sterbehilfe in
Europa. In: Bundeszentrale für Politische Bildung (Hg.): *Tod und
Sterben*. Aus Politik und Zeitgeschichte 4/2008. S. 3-4.

Zürcher, Sonja; Eberhart, Simone (2008): Ich gehe, du bleibst. *Aware.
Magazin für Psychologie* HS08: 14-18.

Internetseiten

Bundesministerium der Justiz, 2013, Patientenverfügung, verfügbar unter: http://www.bmj.de/SharedDocs/Downloads/DE/pdfs/
Patientenverfuegung.pdf?__blob=publicationFile (22.01.2013).

Enquete-Kommission Ethik und Recht der modernen Medizin – Zwischenbericht, 2004, Deutscher Bundestag, verfügbar unter: http://www.dgpalliativmedizin.de/pdf/50622%20EK%20ERdm M%20Zwischenbericht%20Palliativmedizin%20KF.pdf. (17.04.2009).

HPCV-Studie: Hospizliche Begleitung und Palliative-Care-Versorgung in Deutschland, 2008, verfügbar unter: http://www.hospize.de/docs/hib/Sonder_HIB_02_09.pdf (22.01.2013).

Kramer, Kenneth, 2005: You Cannot Die Alone, p. 83 – 101, in: Omega, Vol. 50(2), verfügbar unter: http://www.ualberta.ca/~jennyy/PDFs/16176129.pdf (22.01.2013)

Lang, Frieder, und Gert G. Wagner, 2007: Patientenverfügung in Deutschland: Empirische Evidenz für die Jahre 2005 bis 2007, SOEPpapers on Multidsciplinary Panel Data Research, Nr. 71, verfügbar unter: http://www.diw.de/documents/publikationen/73/76512/diw_sp0071.pdf (22.01.2013).

Nassehi, Armin, und Saake, Irmhild, 2005: Kontexturen des Todes. Eine Neubestimmung soziologischer Thanatologie, 31-54, in: Knoblauch, Hubert, und Zingerle, Arnold (Hg.), 2005: Thanatosoziologie – Tod, Hospiz und Institutionalisierung des Sterbens, Band 27, Berlin: Duncker & Humblot. Niedersächsisches Landesgesundheitsamt: 2004; verfügbar unter: www.loegd.nrw.de/.../0data/03/word/0300100052001.doc (23.06.09).

National End of Life Care Intelligence Network 2010: Variations in Place of Death in England. Inequalities or appropriate consequences of age, gender and cause of death. verfügbar unter: http://www.endoflifecareintelligence.org.uk/resources/publication s/variations_in_place_of_death.aspx (22.01.2013).

Niedersächsisches Landesgesundheitsamt, 2004, verfügbar unter: http://www.liga.nrw.de/00indi/0data/03/word/0300100052001.d oc (23.06.2009).

Schäfer, Elke, 2008: Palliativmedizin – Ärztliche Sterbebegleitung auch zu Hause, verfügbar unter: http://hpd.de/node/5443 (22.01.2013).

Statistisches Bundesamt 2008: www.destatis.de; Gesundheitsberichterstattung des Bundes, Todesursachen, verfügbar unter: E:\daten\37OUAU\files_FRGFFN.pdf, (16.10.2009).

Statistisches Bundesamt, verfügbar unter: http://www.destatis.de/jetspeed/portal/cms/Sites/destatis/Internet/DE/Presse/pm/2009/09/PD09__344__232,templateId=renderPrint.psml, (03.02.2010).

Universitätsklinikum Hamburg-Eppendorf. Therapiezentrum für Suizidgefährdete (TZS), verfügbar unter: http://www.uke.de/extern/tzs/daten/germany/Bundesland/land_hh.html (22.01.2013).

Witzel, Andreas, 2000: Das problemzentrierte Interview. Forum: Qualitative Sozialforschung, 1: Art. 22, verfügbar unter: http://www.qualitative-research.net/index.php/fqs/article/view/1132/2519 (22.01.2013).

Aktuelle Probleme moderner Gesellschaften
Contemporary Problems of Modern Societies

Herausgegeben von / Edited by Peter Nitschke und Corinna Onnen

www.peterlang.de